精神分裂症
规范治疗130问

主　编　司天梅

编　者　（按姓名汉语拼音排序）

蔡　军　上海市精神卫生中心

陈晋东　中南大学湘雅二医院

迟春花　北京大学第一医院

杜向东　苏州市广济医院

贾福军　广东省人民医院

李　毅　武汉市精神卫生中心

马　宁　北京大学第六医院

司天梅　北京大学第六医院

许秀峰　昆明医科大学第一附属医院

周　波　四川省人民医院

周　亮　广州医科大学附属脑科医院

北京大学医学出版社

JINGSHEN FENLIEZHENG GUIFAN ZHILIAO 130 WEN

图书在版编目（CIP）数据

精神分裂症规范治疗 130 问 / 司天梅主编 . —北京：
北京大学医学出版社，2024.6
ISBN 978-7-5659-3149-9

Ⅰ.①精… Ⅱ.①司… Ⅲ.①精神分裂症 – 治疗 – 问
题解答 Ⅳ.① R749.305–44

中国国家版本馆 CIP 数据核字（2024）第 095543 号

精神分裂症规范治疗 130 问

主　　编：司天梅
出版发行：北京大学医学出版社
地　　址：（100191）北京市海淀区学院路 38 号　北京大学医学部院内
电　　话：发行部 010-82802230；图书邮购 010-82802495
网　　址：http：//www.pumpress.com.cn
E - m a i l：booksale@bjmu.edu.cn
印　　刷：北京信彩瑞禾印刷厂
经　　销：新华书店
责任编辑：刘云涛　　责任校对：靳新强　　责任印制：李　啸
开　　本：889 mm × 1194 mm　1/32　印张：6.25　字数：125 千字
版　　次：2024 年 6 月第 1 版　2024 年 6 月第 1 次印刷
书　　号：ISBN 978-7-5659-3149-9
定　　价：38.00 元

缩写词对照表

（按首字母顺序排列）

缩写词	英文全称	中文全称
5-HT	5-hydroxytryptamine	5-羟色胺
ACES	agitation-calmness evaluation scale	激越-镇静评定量表
APA	American Psychiatric Association	美国精神病学协会
BPRS	brief psychiatric rating scale	简明精神病评定量表
CACR	computer-assisted cognitive rehabilitation	计算机辅助认知功能康复
CANTAB	Cambridge neuropsychological test automated battery	剑桥自动化神经认知成套测验
CBSST	cognitive behavioral social skills training	认知行为和社交技能训练
CBT	cognitive behavioral therapy	认知行为治疗
CDSS	Calgary depression scale for schizophrenia	卡尔加里精神分裂症抑郁量表
CET	cognitive enhance treatment	认知增强治疗

缩写词	英文全称	中文全称
CGI	clinical global impression	临床疗效总评量表
CIDI	composite international diagnostic interview	复合性国际诊断交谈检查表
CYP	cytochrome P450	细胞色素 P450
DSM	diagnostic and statistical manual of mental disorders	精神障碍诊断与统计手册
DSM-IV-TR	the diagnostic and statistical manual of mental disorders, fourth edition, text revision	精神障碍诊断与统计手册第 4 版修订版
ECG	electrocardiogram	心电图
ECT	electroconvulsive therapy	电抽搐治疗
EI	efficacy index	疗效指数
EPS	extrapyramidal side effects	锥体外系不良反应
FDA	U.S. Food and Drug Administration	美国食品药品监督管理局
FGA	first generation antipsychotics	第一代抗精神病药物
GABA	γ-aminobutyric acid	γ-氨基丁酸
GAF	global assessment of function	功能大体评定量表

缩写词	英文全称	中文全称
GI	global improvement	疗效总评
HIV	human immunodeficiency virus	人类免疫缺陷病毒
ICD-10	international classification of diseases tenth revision	国际疾病分类（第10版）
IPSS	international pilot study of schizophrenia	国际精神分裂症试点研究
IPT	integrated psychological therapy	整合心理治疗
LAI	long-acting injectable	长效针剂
MATRICS	measurement and treatment research to improve cognition in schizophrenia	精神分裂症认知功能测量与治疗研究
MCCB	MATRICS consensus cognitive battery	MATRICS 共识认知成套测验
mECT	modified electro-convulsive therapy	改良电休克疗法
MRI	magnetic resonance imaging	磁共振成像
MTD	maximum tolerated dose	最大耐受剂量
NEAR	neuropsychological and educational approach to remediation	神经心理教育式矫正治疗

缩写词	英文全称	中文全称
NGASR	the nurses' global assessment of suicide risk	护士用自杀风险评估量表
NMS	neuroleptic malignant syndrome	神经阻滞剂恶性综合征
PANSS	positive and negative syndrome scale	阳性与阴性症状量表
PRL	prolactin	催乳素
PSP	personal and social performance scale	个人与社会表现量表
RANZCP	Royal Australian and New Zealand College of Psychiatrists	澳大利亚与新西兰皇家精神科医师学会
RBANS	repeatable battery for the assessment of neuropsychological status	重复性成套神经心理状态测验
rTMS	repetitive transcranial magnetic stimulation	重复经颅磁刺激
SCAN	schedules for clinical assessment in neuropsychiatry	神经精神临床评定量表
SCID-I/P	structured clinical interview for DSM-Ⅳ axis I disorders	DSM-Ⅳ-TR 轴 I 障碍用临床定式检查
SCT	social cognitive training	社会认知训练

缩写词	英文全称	中文全称
SDS	Sheenhan disability scale	Sheenhan 残疾量表
SDSS	social disability screening scale	社会功能缺陷筛查量表
SGA	second generation antipsychotics	第二代抗精神病药物
SI	severity of illness	病情严重程度
SOFAS	social and occupational functioning assessment scale	社会和职业功能评定量表
TD	tardive dyskinesia	迟发性运动障碍
USPRA	United States Psychiatric Rehabilitation Association	美国精神康复协会
WHO	World Health Organization	世界卫生组织

目 录

第一章 / 认识精神分裂症

1. 什么是精神分裂症？

精神分裂症是一组病因未明的严重精神疾病，多起病于青壮年，患者常有知觉、思维、情感和行为等方面的障碍，一般无意识及智能障碍。目前认为该病是脑功能失调的一种神经发育性障碍，复杂的生物及环境因素的相互作用导致了精神分裂症的发生[1]。

参考文献

[1]国家卫生健康委办公厅.精神障碍诊疗规范（2020年版）[EB/OL].（2020-12-07）[2023-12-12].http://www.nhc.gov.cn/yzygj/s7653p/202012/a1c4397dbf504e1393b3d2f6c263d782.shtml.

2. 精神分裂症有哪些流行病学特点？

世界卫生组织估计，全球精神分裂症的终身患病率为3.8‰~8.4‰。美国报道的精神分裂症终身患病率高达13‰。每年的精神分裂症新发病例，即年发病率为0.22‰左右；尽管2/3的患者需住院治疗，但仅一半的精神分裂症患者获得了专科治疗[1]。中国2019年流行病学研究显示，中国成人精神分裂症患病率约为6‰[2]。

参考文献

［1］赵靖平，施慎逊.中国精神分裂症防治指南.2版.北京：中华医学电子音像出版社，2015.

［2］Huang YQ，Wang Y，Wang H，et al. Prevalence of mental disorders in China：a cross-sectional epidemiological study. The Lancet Psychiatry，2019，6（3）：211-224.

3. 精神分裂症的发病机制是什么？

目前精神分裂症的确切病因和影响因素还未搞清，发病机制仍不清楚。生物、心理、社会因素对精神分裂症的发病均发挥着重要作用[1]。

（1）**遗传因素**：遗传因素的影响力最大并已得到强有力的证据支持。来自家系和双生子的研究提示，精神分裂症的遗传度约为80%，亲缘关系越近，患病风险越大。单卵双生子患病率显著高于异卵双生子。在人类基因组中已发现有100多个基因位点与精神分裂症有关。该病是一种复杂的多基因遗传疾病，可能是由多个微效或中效基因共同作用，并在很大程度上受环境因素的影响。

（2）**环境因素**：多种环境因素可能与精神分裂症发病有关，包括母体妊娠期精神应激、感染，分娩时的产科并发症，冬季出生等。生物学因素及心理社会因素，从胎儿期一直到成年早期都可能对神经发育起到不同程度的不良影响。

（3）**神经发育异常假说**：神经发育障碍观点认为，

精神分裂症患者的脑内神经元及神经通路在发育和成熟过程中发生紊乱，大脑神经环路出现异常改变而导致发病。近年来的神经影像学及神经病理学研究也有相关异常发现，即与正常人群大脑相比，精神分裂症患者的大脑在结构影像学和功能影像学研究中都显示存在很多异常改变。

（4）**神经生化异常假说**：抗精神病药氯丙嗪的发现发展了精神分裂症多巴胺功能异常假说，即"中脑多巴胺通路的过度激活与阳性精神病性症状有关，而前额叶多巴胺功能的低下与疾病持续的认知功能损害和阴性症状相关。"近年来谷氨酸假说、γ-氨基丁酸（gamma-aminobutyric acid，GABA）假说和5-羟色胺（5-HT）假说也受到广泛的关注和重视。

（5）**炎症假说**：母体在妊娠早期和妊娠中期的感染暴露（流感病毒、弓形虫、单纯疱疹病毒、麻疹病毒、风疹病毒感染等）一直被认为可能是引起子代在成年期发生精神分裂症的重要危险因素。

参考文献

[1] 国家卫生健康委办公厅. 精神障碍诊疗规范（2020年版）[EB/OL]. （2020-12-07）[2023-12-12]. http://www.nhc.gov.cn/yzygj/s7653p/202012/a1c4397dbf504e1393b3d2f6c263d782.shtml.

4. 精神分裂症有哪些临床表现？

大多数精神分裂症患者初次发病在青春期至30

岁，多起病隐袭，临床表现复杂。除意识障碍和智能障碍少见外，可见各种精神症状，主要是多种心理过程的紊乱，包括以下方面[1]：

（1）思维障碍：在精神分裂症的众多症状中，思维障碍是最主要、最本质的症状，因此往往导致患者的认知、情感、意志和行为等精神活动的不协调与脱离现实，即所谓"精神活动分裂"。思维障碍包括思维形式障碍和思维内容障碍。思维形式障碍又称联想障碍，主要表现为思维联想过程缺乏连贯性和逻辑性，与精神分裂症患者交谈多有难以理解和无法深入的感觉，程度可从思维散漫、思维破裂到语词杂拌，这是精神分裂症最具特征性的症状。思维内容障碍主要是指妄想。精神分裂症的妄想往往荒谬离奇，易于泛化。最多见的妄想是被害妄想与关系妄想。妄想有时表现为被动体验，这往往是精神分裂症的典型症状。患者可有被控制的体验，感到自己的躯体运动、思维活动、情感活动、冲动受他人或受外界控制。

（2）感知觉障碍：精神分裂症最突出的感知觉障碍是幻觉，以言语性幻听最为常见。精神分裂症的幻听内容可以是争论性的或评论性的，也可以是命令性的。幻听有时以思维鸣响（即在自己体内或体外听到自己思维的内容）的方式表现出来。

（3）情感障碍：主要表现为情感迟钝或平淡。情感平淡并不仅仅是表情呆板，对周围环境变化缺乏情感反应，患者同时还有自发动作减少，缺乏肢体语言。抑郁与焦虑情绪在精神分裂症患者中也不少见，有时可导致诊断困难。

（4）意志行为异常：患者的活动减少，缺乏主动性，行为变得孤僻、被动、退缩（意志减退）。患者在工作、学业、料理家务等方面有很大困难，往往对自己的前途毫不关心，没有任何打算，或者虽有计划却从不实施。

（5）紧张症：有些精神分裂症患者的行为活动异常表现为紧张综合征，因全身肌张力增高而命名，包括紧张性木僵和紧张性兴奋两种状态，两者可交替出现。患者还可表现出被动性顺从与违拗。近年来国际学术界将这一综合征和心境障碍、物质中毒等出现的紧张综合征汇总为一个独立的疾病亚类，统称为紧张症。

参考文献

［1］国家卫生健康委办公厅 . 精神障碍诊疗规范（2020 年版）［EB/OL］.（2020-12-07）［2023-12-12］. http：//www.nhc.gov.cn/yzygj/s7653p/202012/a1c4397dbf504e1393b3d2f6c263d782.shtml.

5. 儿童青少年精神分裂症的临床特征有哪些?

儿童青少年精神分裂症是指 18 岁以前出现精神病症状的精神分裂症。流行病学研究显示，在儿童青少年群体中 12 岁前起病发病率为 0.16‰ ~ 0.19‰，但在 14 岁之后，这一发病率呈现快速上升的趋势，尤其是男性[1]。

儿童青少年精神分裂症临床表现与成人不完全相同，因为儿童青少年的大脑正处于发育期，认知功能不完善，思维尚未成熟，**以具体形象思维为主**，言语功能和思维过程发展不完善，情感体验不深刻，言语表达能力不充分，因此其临床表现没有成人症状典型，具有其自身的一些特点[2]。

（1）感觉、知觉障碍：主要为幻觉，以幻视、幻听为主。年龄小的患儿以视幻觉多见，年长患儿以听幻觉多见。幻觉特点以幻想性内容为主，比较具体和形象化。少数有触、嗅或味幻觉，也可以出现感知综合障碍，如看到自己头变大、鼻子变长等。

（2）思维和语言障碍：患儿常重复简单的言语，含糊不清或自言自语，言语难以理解，或出现模仿言语，也可出现思维散漫、思维破裂和逻辑倒错等。有的儿童会出现变兽妄想、类妄想性幻想。

（3）情感障碍：情感淡漠和自发性情绪波动是儿童青少年精神分裂症的特征性症状之一，有时患儿常常出现莫名的独自发笑。患儿会表现出对事物无兴趣，对亲人不亲，孤僻冷漠，或无故紧张、恐惧、激动、发怒。年龄大的患儿情感反应不协调更为明显。

（4）意志行为障碍：患儿变懒，多卧床，不外出，不上学，不打理个人卫生；可有怪异行为、刻板运动、模仿行为、违拗以及运动性兴奋或抑制，后者可表现为少语少动（亚木僵状态），严重者不语不动（木僵状态），但蜡样屈曲少见，也常有冲动、伤人毁物行为。

参考文献

[1] 王瑶，柯晓燕.加拿大《儿童和青少年精神分裂症谱系和其他精神障碍治疗指南》介绍.中华精神科杂志，2020，53（6）：558-561.

[2] 陆林.沈渔邨精神病学.6版.北京：人民卫生出版社，2018.

6. 晚发型精神分裂症的临床特征有哪些？

2000 年国际晚发型精神分裂症研究组建议将 40 岁以后发病的精神分裂症定义为晚发型，但这一建议尚未得到普遍认可。晚发型占总体精神分裂症患者群的 20%[1, 2]。

晚发型精神分裂症的临床特征：最常见的症状是妄想，幻听也较为常见。晚发型精神分裂症尤其是阳性症状明显者的临床表现，与早发型精神分裂症十分接近。与早发型患者相比，晚发型精神分裂症患者的联想松弛、情感不适切和其他阴性症状要少见得多[3]。

参考文献

[1] 赵靖平，施慎逊.中国精神分裂症防治指南.2版.北京：中华医学电子音像出版社，2015.

[2] 陈丽萍，陈晓岗.晚发精神分裂症的研究进展.国际精神病学杂志，2013，40（2）：92-94.

[3] 陆林.沈渔邨精神病学.6版.北京：人民卫生出版社，2018.

7. 精神分裂症病程如何进展及预后是怎样的?

精神分裂症多表现为慢性病程,可有反复发作、急性加重的特点。大约 1/5 的患者发作一次缓解后终生不发作。反复发作或不断恶化者可有精神病阳性症状、阴性症状、情感症状的残留和认知功能减退,此时患者社会功能下降,临床上表现为不同程度的残疾状态。病情的不断加重最终可导致患者丧失社会功能,需要长期住院或反复入院治疗[1]。

精神分裂症的慢性病程可以导致患者逐步脱离正常的生活轨道,个人生活陷入痛苦和混乱。据统计,精神分裂症患者中,有近 50% 的患者曾试图自杀,至少 10% 的患者最终死于自杀。此外,精神分裂症患者遭受意外伤害的概率也高于常人,平均寿命缩短[1]。

首次发作的精神分裂症患者中,75% 可以达到临床治愈,但反复发作或不断恶化的比例较高,是否进行系统抗精神病药治疗是关键因素之一[1]。

45 岁以前起病,慢性病程者,可以在晚年症状加重,大部分患者最常见的症状是非特异性的残留症状,如无欲、退缩、违拗、缄默、作态等,妄想和幻觉则很少见[2]。

总体来讲,由于现代治疗学的不断进步,大约60% 的患者可以达到主要症状临床缓解,具备一定的社会功能[1]。

参考文献

［1］赵靖平，施慎逊.中国精神分裂症防治指南.2版.北京：中华医学电子音像出版社，2015.

［2］陆林.沈渔邨精神病学.6版.北京：人民卫生出版社，2018.

8. 精神分裂症的诊断思路及方法是什么？

精神分裂症的诊断一般需要包含病史采集、体格检查和精神检查及实验室检查等步骤，在除外其他原因诱发的精神疾患之后，还需要评估患者疾病的严重程度、危险度及依从性，为后续制定治疗方案做准备。

（1）病史采集[1]：鉴于精神障碍的特殊性，病史采集应包括所有可能的信息来源，精神分裂症患者因精神症状、自知力损害以及社会功能受损等原因，常需由知情人提供病史，知情人可能是家属、同事、同学、朋友等，有时还需要补充其他信息加以证实。因此在采集病史时，要注意全面性、客观性，切忌主观性和片面性。

采集病史的主要内容应包括：病前是否存在心理社会因素，本次发作的临床表现，病程特征，治疗情况，既往史，个人史，家族史。

（2）精神检查[1]

1）合作患者的检查提纲

①一般表现：接触情况，日常生活，定向力。

9

②认知障碍：包括感知障碍，思维障碍，注意力障碍，记忆力障碍，智能障碍，自知力障碍。

③情感障碍：应注意患者情感障碍的表现，有无情感平淡、情感退缩、情感不协调等。

④意志行为障碍：应注意患者的意志行为障碍的表现，对社会功能的影响，与其他精神症状的关系等。

2）兴奋激越、木僵和不合作患者的精神检查，具体应注意以下4个方面。

①一般表现：意识状态，姿势，日常生活。

②言语。

③面部表情与情感反应。

④动作与行为。

（3）躯体与实验室检查[1]：应进行必要的躯体和实验室检查，检查应全面、仔细、认真。其中躯体检查（包括神经系统检查）非常重要，包括与躯体和脑器质性疾病相关的体征及精神药物相关不良反应的体征。实验室检查包括血、尿常规，血生化，电解质，甲状腺功能，激素（如催乳素）水平等检查，还应进行胸部X线片、脑电图、心电图等检查，尤其注意血糖、血脂、肝肾功能、心电图等，以便对同时存在的躯体疾病做出诊断，或排除可能引起精神分裂症样症状的其他躯体疾病。如怀疑为躯体疾病引起的继发精神病样症状，应建议患者进一步排查。

除初诊外，复诊为精神分裂症的患者必要时也可重复上述流程，评估病情变化情况。

患者疾病严重程度用被量化的精神病主要症状来

评估，包括妄想、幻觉、语言紊乱，异常的精神运动行为和阴性症状。每一种症状都可以用 5 分制测量来评估它目前的严重程度（过去 7 天里最严重的程度），包括 0 分（不存在）、1 分（轻微或罕见，少于 1 ~ 2 天）、2 分（轻度或数天）、3 分（中度或超过一半天数）、4 分（严重或几乎每天）[1-2]。

参考文献

[1] 赵靖平，施慎逊.中国精神分裂症防治指南.2 版.北京：中华医学电子音像出版社，2015.

[2] American Psychiatric Association，DSM-5Task Force. S. Diagnostic and statistical manual of mental disorders：DSM-5™（5th ed.）. American psychiatric Publishing，2013.

9. 基于 ICD-10 的精神分裂症诊断标准是哪些?

精神分裂症的诊断主要是基于诊断标准，目前国外精神分裂症的诊断系统有两个，分别是《精神障碍诊断与统计手册》（第 5 版）（diagnostic and statistical manual of mental disorders，DSM-5）和《国际疾病分类》（第 10 版）（international classification of diseases，tenth revision，ICD-10）。我国执行的是 ICD-10 系统，按照 ICD-10 诊断标准：

诊断需具备下述（1）~（4）中的任何一组（如不甚明确，常需要两个或多个症状）或（5）~（9）至少两组症状群中的十分明确的症状。特征性症状在 1

个月以上的大部分时间内肯定存在。

（1）思维鸣响、思维插入、思维被撤走及思维广播。

（2）明确涉及躯体或四肢运动，或特殊思维、行动或感觉的被影响、被控制或被动妄想，妄想性知觉。

（3）对患者的行为进行跟踪性评论，或彼此对患者加以讨论的幻听，或来源于身体某一部分的其他类型的幻听。

（4）与文化不相称且根本不可能的其他类型的持续性妄想，如具有某种宗教或政治身份，或超人的力量和能力（如能控制天气或与另一世界的外来者进行交流）。

（5）伴转瞬即逝或未充分形成的无明显情感内容的妄想，或伴有持久的超价观念，或连续数周或数月每日均出现的任何感官的幻觉。

（6）思潮断裂或无关的插入语，导致言语不连贯，或不中肯或语词新作。

（7）紧张性行为，如兴奋、摆姿势，或蜡样屈曲、违拗、缄默及木僵。

（8）阴性症状，如显著的情感淡漠、言语贫乏、情感迟钝或不协调，常导致社会退缩及社会功能下降，但须澄清这些症状并非由抑郁症或神经阻滞剂治疗所致。

（9）个人行为的某些方面发生显著而持久的总体性质的改变，表现为丧失兴趣、缺乏目的、懒散、自我专注及社会功能退缩。

参考文献

[1] 赵靖平，施慎逊.中国精神分裂症防治指南.2版.北京：中华医学电子音像出版社，2015.

10. 基于 DSM-5 的精神分裂症诊断标准是什么？

《精神障碍诊断与统计手册》（diagnostic and statistical manual of mental disorders，DSM）是由美国精神病学协会（American Psychiatric Association，APA）发表，在国际上应用最为广泛、影响较大的精神障碍诊断工具[1]。2013 年 5 月 DSM 第 5 版（DSM-5）正式出版。诊断标准如下：

（1）症状标准：存在 2 项（或更多）下列症状，每一项症状均在 1 个月中相当显著的一段时间里存在（如成功治疗，则时间可以更短），至少其中 1 项必须是 1）、2）或 3）[2]：

1）妄想。

2）幻觉。

3）言语紊乱（例如频繁离题或不连贯）。

4）明显紊乱或紧张症的行为。

5）阴性症状（即情绪表达减少或动力缺乏）。

（2）社交或职业功能失调：自障碍发生以来的明显时间段内，1 个或更多的重要方面的功能水平，如工作、人际关系或自我照顾，明显低于障碍发生前具有的水平（当障碍发生于儿童或青少年时，则人际关系、学业或职业功能未能达到预期的发展水平）[1]。

（3）病程：这种障碍的体征至少持续6个月。此6个月应包括至少1个月（如成功治疗，则时间可以更短）符合诊断标准（1）的症状（即活动期症状），可包括前驱期或残留期症状。在前驱期或残留期中，该障碍的体征可表现为仅有阴性症状或有轻微的诊断标准（1）所列的2项或更多的症状（例如奇特的信念、不寻常的知觉体验）[1]。

（4）分裂情感性障碍或双相障碍伴精神病性特征已经被排除，因为：①没有与活动期同时出现的重性抑郁或躁狂发作；②如果心境发作出现在症状活动期，则其只是存在此疾病的活动期或残留期整个病程的小部分时间内[1]。

（5）这种障碍不能归因于某种物质（例如滥用毒品、药物）的生理效应或其他躯体疾病[1]。

（6）如果有孤独症（自闭症）谱系障碍或儿童期发生的交流障碍的病史，除了精神分裂症的其他症状外，还需有显著的妄想或幻觉，且存在至少1个月（如成功治疗，则时间可以更短），才能做出精神分裂症的额外诊断[1]。

如果不与诊断病程的标准相矛盾，病程标注仅用于此障碍1年病程之后。

标注目前的严重程度[1]：

严重程度用被量化的精神病主要症状来评估，包括妄想、幻觉、言语紊乱、异常的精神运动行为和阴性症状。第一种症状都可以用 5 分制测量来评估它目前的严重程度（过去 7 天里最严重的程度），从 0（不存在）到 4（存在且严重）。

注：精神分裂症的诊断可以不使用严重程度的标注。

参考文献

[1] 李功迎，宋思佳，曹龙飞 . 精神障碍诊断与统计手册第 5 版解读 . 中华诊断学电子杂志，2014，2（4）：310-312.

[2] 赵靖平，施慎逊 . 中国精神分裂症防治指南 . 2 版 . 北京：中华医学电子音像出版社，2015.

11. 精神分裂症临床分型包括哪些?

精神分裂症是特征各不相同的表现的异质性集合，这对精神分裂症病因学研究是一个很大的挑战，为了改善这一情况，精神病学专家们提出了精神分裂症亚型的分类方案。各亚型依据主要的临床症状而划分开来，但应该承认特殊亚型可能同时存在或者在疾病过程中相互转化。另外，各型的划分并非绝对的，缺乏精确的分类标准[1]。

（1）传统临床分型：根据临床现象学 DSM-Ⅳ 和 ICD-10，将精神分裂症分为偏执型、紧张型、青春型、单纯型、未分化型、精神分裂症后抑郁型、残留型等[1-2]。

（2）阳性、阴性症状分型[2]：阳性症状指精神功能的异常或亢进，包括幻觉、妄想、明显的思维形式障碍、反复的行为紊乱和失控。阴性症状指精神功能的减退或缺失，包括情感平淡、言语贫乏、意志缺乏、无快感体验、注意障碍。Ⅰ型精神分裂症（以阳性症状为主的精神分裂症）和Ⅱ型精神分裂症（以阴性症状为主的精神分裂症）分类见表1；混合型精神分裂症包括了不符合Ⅰ型和Ⅱ型精神分裂症的标准或二者同时符合者。不论是阳性症状为主还是阴性症状为主的精神分裂症患者，都应符合精神分裂症的诊断标准。

表1 精神分裂症的Ⅰ型和Ⅱ型分类[2-3]

	Ⅰ型精神分裂症	Ⅱ型精神分裂症
主要症状	妄想、幻觉等阳性症状为主	情感淡漠、言语贫乏等阴性症状为主
对神经阻滞剂反应	良好	差
认知功能	无明显改变	伴有改变
预后	良好	差
可能的生物学机制	多巴胺功能亢进	脑细胞丧失退化（额叶萎缩），多巴胺功能没有特别变化

目前在临床实践中一般不再进行分型诊断。

参考文献

[1] 陆林.沈渔邨精神病学.6版.北京：人民卫生出版社，2018.

[2] 赵靖平，施慎逊.中国精神分裂症防治指南.2版.北京：中华医学电子音像出版社，2015.

[3] Jablensky A. The diagnostic concept of schizophrenia: its history, evolution, and future prospects. Dialogues Clin Neurosci, 2010, 12（3）: 271-87.

12. 精神分裂症患者是否存在暴力倾向？

精神分裂症是严重的精神疾病，患者可出现暴力倾向，其表现的暴力行为可包括对他人（躯体和性）和对物体的攻击。由于常造成严重的社会后果和不良影响，精神分裂症患者的暴力行为备受重视，也是社区精神分裂症患者管理的重点关注方向。

研究证明精神分裂症患者暴力行为的发生率高于常人 2～6 倍。有暴力行为的精神分裂症患者其人口学特征与无精神疾病犯罪人群相似，大部分为青壮年男性，受教育程度较低，家庭经济多贫困，并缺乏监管[1]。

新近一项来自对 15 个国家 24 项研究共 51 309 名精神分裂症患者的大样本的 meta 分析发现，精神分裂症及其谱系障碍女性暴力犯罪行为绝对风险约 5%，男性暴力犯罪行为绝对风险约 25%[2]。

目前我国精神分裂症患者暴力行为发生率的数据大多源自医院调查，约为 10%。患者暴力行为多发生在自己住家，采取公开攻击方式，攻击对象常常是近亲和同事。研究发现，男性精神分裂症患者暴力行为发生率高于女性。年轻精神分裂症患者暴力行为的发生率高于年长患者。精神分裂症患者暴力行为的相关因素包括幻听及妄想等精神症状、缺乏治疗、神经生物学因素、既往暴力行为史、物质滥用（酗酒、吸毒）、社会家庭因素、儿童期品行障碍、精神应激以及神经心理异常等[1]。

对应管理的精神分裂症患者每年至少随访4次，每次随访应对患者进行危险性评估，检查患者的精神状况，包括感觉、知觉、思维、情感和意志行为、自知力等；询问患者的躯体疾病、社会功能情况、危险行为、"关锁"情况、住院情况、服药情况、药物不良反应及各项实验室检查结果等[3]。

患者危险性评估共分为6级：0级，无符合以下1~5级中的任何行为。1级，口头威胁，喊叫，但没有打砸行为。2级，打砸行为，局限在家里，针对财物，能被劝说制止。3级，明显打砸行为，不分场合，针对财物，不能接受劝说而停止。4级，持续的打砸行为，不分场合，针对财物或人，不能接受劝说而停止，包括自伤、自杀。5级，持管制性危险武器的针对人的任何暴力行为，或者纵火、引爆等行为，无论在家里还是公共场合[3]。

对于暴力行为的管理，预防重于治疗，对于有暴力行为风险的精神分裂症患者应关注其情绪及病情变化，如出现发生暴力行为的风险，应提前干预，防患于未然。

参考文献

[1] 刘天俐，宋新明，陈功，等.精神分裂症暴力行为研究.中华流行病学杂志，2013，34（3）：297-302.

［2］Daniel W，Gautam G，John R G，et al.Association of schizophrenia spectrum disorders and violence perpetration in adults and adolescents from 15 countries：a systematic review and meta-analysis. JAMA Psychiatry，2022，79（2）：120-132.

［3］李晓驷，王克永，董毅，等.安徽省精神分裂症分级诊疗指南（2016版）.安徽医学，2018，39（2）：251-265.

13. 精神分裂症的共病情况如何?

共病是指两种疾病同时存在，并且均符合各自相应的诊断标准[1]。

精神分裂症患者共病其他精神障碍高达50%。新近研究提示[2]，住院精神分裂症患者共病其他精神障碍约28%，其中21.6%共病一种，5.7%共病两种，1.4%共病3种及以上。一种共病最常见的是物质使用障碍（49.4%）及双相情感障碍（17.5%），两种共病最常见的是物质使用障碍和人格障碍（31.4%），三种共病最常见的是物质使用障碍、双相情感障碍和人格障碍（19.6%）。

精神分裂症常常共病躯体疾病，降低精神分裂症患者的预期寿命，使诊疗和管理面临更大的挑战。精神分裂症发病前即存在较多的躯体疾病共病，最常见的是感染、免疫性疾病、过敏、癫痫、头外伤等，丹麦一项95万人的人群队列研究发现[3]，5.7%首次诊断精神分裂症的患者共病躯体疾病。慢性精神分裂症患者共病心血管疾病（一般人群的 2 ~ 3 倍）、HIV 感染（1.3% ~ 23.9%）、代谢综合征（19% ~ 68%）、肥胖（42% ~ 60%）、糖尿病（12% ~ 25%）等躯体疾病[4]概率均远高于一般人群。

所以，对于精神分裂症患者除关注其精神疾患外，也应同时关注其共病情况，综合诊治、全面控制，才能获得更好的预后。

参考文献

[1] 赵靖平，施慎逊. 中国精神分裂症防治指南. 2 版. 北京：中华医学电子音像出版社，2015.

[2] Kessler T，Lev-Ran S. The association between comorbid psychiatric diagnoses and hospitalization-related factors among individuals with schizophrenia. Comprehensive Psychiatry，2019（89）：7 - 15.

[3] Holger J S，Philip R N，Michael E B，et al. Somatic diseases and conditions before the first diagnosis of schizophrenia：a nationwide population-based cohort study in more than 900 000 individuals. Schizophrenia Bulletin，2015，41（2）：513-521.

[4] Marc D Hert，Christoph U C，Julio B，et al. Physical illness in patients with severe mental disorders. I. Prevalence，impact of medications and disparities in health care. World Psychiatry，2011，10（1）：52-77.

第二章 精神分裂症的量化评估

14. 精神分裂症诊断标准化工具有哪些?

目前的诊断标准化工具因配套的诊断系统不同而有差异,有与 DSM-Ⅳ-TR 配套的《DSM-Ⅳ-TR 轴 Ⅰ 障碍用临床定式检查》(structured clinical interview for DSM disorders,SCID-Ⅰ/P),与 ICD-10 和 DSM-Ⅳ-TR 均能配套的复合性国际诊断交谈检查表(composite international diagnostic interview,CIDI)和神经精神临床评定量表(schedules for clinical assessment in neuropsychiatry,SCAN)。这些诊断工具均为定式访谈,较少作为临床常规应用,更多用于研究[1]。

参考文献

[1]赵靖平,施慎逊.中国精神分裂症防治指南.2版.北京:中华医学电子音像出版社,2015.

15. 精神分裂症症状严重程度评估工具有哪些?

精神分裂症症状严重程度评估工具包括简明精神病

评定量表（brief psychiatric rating scale，BPRS）、阳性与阴性症状量表（positive and negative syndrome，PANSS）、评估精神分裂症患者抑郁症状特征的卡尔加里精神分裂症抑郁量表（Calgary depression scale for schizophrenia，CDSS）以及评估激越水平的激越—镇静评定量表（agitation-calmness evaluation scale，ACES）[1]。

BPRS 是精神科应用最广泛的评定量表之一，长度适中，容易掌握，为大多数精神科工作者所接受，适于临床常规应用和科研协作应用，具有良好的可靠性和真实性。其缺点是没有操作性的评分标准，可能影响评估一致性。PANSS 兼顾了精神分裂症的阳性症状、阴性症状及一般精神病理症状，可较为全面地反映精神病理症状，有明确的项目定义和分级评定标准，大大地提升了量表评定的可操作性和一致性，在科研中具有优越性。其缺点是项目较多，影响便利性。

参考文献

[1] 赵靖平，施慎逊. 中国精神分裂症防治指南. 2 版. 北京：中华医学电子音像出版社，2015.

16. 如何理解精神分裂症症状严重程度评估工具 BPRS 的条目及评分意义？

BPRS（表 2）主要用于观察评定精神分裂症的症状特点和疾病严重程度。

所有项目采用 1～7 分的 7 级评分法。根据症状强度、频度、持续时间和影响有关功能的程度进行评定。

各级的标准为[1]：

1分表示无症状；2分表示可疑或很轻；3分表示轻度；4分表示中度；5分表示偏重；6分表示重度；7分表示极重度。如果未测，则计0分，统计时应剔除。

结果分析：

1. 总分（18～126分）：反映疾病严重程度，总分越高，病情越重。治疗前后总分值的变化反映疗效的好坏，差值越大疗效越好。一般研究入组标准可定为>35分。

2. 单项分（1～7分）：反映症状的分布和靶症状的严重程度。治疗前后的评分变化可以比较细致地反映对靶症状的治疗效果。

3. 因子分（1～7分）：反映症状群的分布和疾病的临床特点，并可据此画出症状群廓图。一般归纳为以下5个因子：

（1）焦虑抑郁：包括1、2、5、9条目4项。

（2）缺乏活力：包括3、13、16、18条目4项。

（3）思维障碍：包括4、8、12、15条目4项。

（4）激活性：由6、7、17条目3项组成。

（5）敌对猜疑：由10、11、14条目3项组成。

表2　简明精神病量表（BPRS）[1]

依据口头叙述	依据监测观察	分数：0～7分
1. 关心身体健康		
2. 焦虑		
	3. 感情交流障碍	

续表

依据口头叙述	依据监测观察	分数：0～7分
4. 概念紊乱		
5. 罪恶观念		
	6. 紧张	
	7. 装相和作态	
8. 夸大		
9. 心境抑郁		
10. 敌对性		
11. 猜疑		
12. 幻觉		
	13. 动作迟缓	
	14. 不合作	
15. 不寻常思维内容		
	16. 情感平淡	
	17. 兴奋	
18. 定向障碍		

总分：
因子分：焦虑抑郁（条目1/2/5/9）；缺乏活力（条目3/13/16/18）；思维障碍（条目4/8/12/15）；激活性（条目6/7/17）；敌对猜疑（条目10/11/14）

参考文献

[1] 张明园，何燕玲.精神科评定量表手册.长沙：湖南科学技术出版社，2015.

17. 精神分裂症症状严重程度评估工具PANSS的内容包括哪些?

阳性与阴性症状量表(PANSS)是为评定不同类型精神分裂症症状的严重程度而设计的标准化评定量表。PANSS主要用于评定精神症状的有无及各项症状的严重程度,区分以阳性症状为主的Ⅰ型和以阴性症状为主的Ⅱ型精神分裂症,主要适用于成年人。PANSS兼顾了精神分裂症的阳性症状和阴性症状及一般精神病理症状,较全面地反映了精神病理全貌。PANSS的组成有阳性量表7项、阴性量表7项和一般精神病理量表16项,共30项,以及3个补充项目评定攻击危险性[1, 2]。

PANSS的具体项目为:

阳性量表:P1妄想,P2概念紊乱(联想散漫),P3幻觉行为,P4兴奋,P5夸大,P6猜疑/被害,P7敌对性。

阴性量表:N1情感迟钝,N2情绪退缩,N3(情感)交流障碍,N4被动/淡漠所致社交退缩,N5抽象思维困难,N6交谈缺乏自发性和流畅性,N7刻板思维。

一般精神病理量表:G1关注身体健康,G2焦虑,G3自罪感,G4紧张,G5装相/作态,G6抑郁,G7动作迟缓,G8不合作,G9不寻常思维内容,G10定向障碍,G11注意障碍,G12判断和自知力缺乏,G13意志障碍,G14冲动控制障碍,G15先占观念,G16主动回避社交。

PANSS 的每个项目都有定义和具体的 7 级操作性评分标准，其按精神病理水平递增的 7 级评分为：1 级表示无，患者不存在项目所定义的症状。2 级表示很轻，指正常范围的极端，或可表示微妙的或可疑的病理状态。3 级表示轻度，程度虽轻但肯定存在，对日常功能没有明确的干扰或几乎没有干扰。4 级表示中度，所代表的症状已成为一个严重问题，但仅偶尔存在，或对患者的日常生活仅有中等程度的损害。5 级表示偏重，明确表现的症状对患者功能造成明显影响，但尚没有完全受损，通常能受意志控制。6 级表示重度，其病理症状表现相当频繁并导致患者功能的高度损害，也常因此需要直接监护。7 级表示极重度，指极度的精神病理状态，症状的行为表现彻底干扰了大多数或所有主要的生活功能，必须给予密切监护和多方面的帮助。各项的 1 分均定义为无症状或定义不适用于该患者；2 分均定义为症状可疑，或可能是正常范围的上限[1-2]。

结果分析[2]：

1. 阳性量表分：组成阳性量表的 7 项得分总和。可能得分范围是 7 ~ 49 分。

2. 阴性量表分：组成阴性量表的 7 项得分总和。可能得分范围是 7 ~ 49 分。

3. 一般精神病理量表分：组成一般精神病理量表的 16 项得分总和。可能得分范围是 16 ~ 112 分。

4. 复合量表分：阳性量表分减去阴性量表分。可能得分范围从 –42 ~ 42 分。

5. 总分（粗分）：30 项得分总和。3 个补充项目一般不计入总分。

参考文献

［1］赵靖平，施慎逊.中国精神分裂症防治指南.2 版.北京：中华医学电子音像出版社，2015.

［2］张明园，何燕玲.精神科评定量表手册.长沙：湖南科学技术出版社，2015.

18. 精神分裂症认知功能评估工具有哪些?

认知功能障碍是精神分裂症患者的核心症状之一。认知功能包括注意、记忆、语言、信息处理速度等，是大脑认识客观事物并揭示事物意义的判断能力[1]。

多数学者认为，认知功能损害是精神分裂症的核心特征之一，80% 以上的精神分裂症患者存在持久而严重的认知损害，特别是在注意力、言语记忆和执行功能等方面。精神认知受损的程度决定了患者的预后和社会功能结局，也是制约患者日常生活能力、职业功能和社会功能康复的重要因素[2]。

精神分裂症认知功能常用评估工具包括：MATRICS（measurement and treatment research to improve cognition in schizophrenia）共识认知成套测验（MATRICS consensus cognitive battery，MCCB）、剑桥自动化神经认知成套测验（Cambridge neuropsychological test automated battery，CANTAB）、重复性成套神经心理状态测验（repeatable battery for the assessment of neuropsychological status，

RBANS），还有其他认知测量工具[3]。

参考文献

［1］郝建华，张传芝，刘明，等.精神分裂症患者认知功能与社会功能的关系.济宁医学院学报，2023，46（1）：20-25.

［2］李国华，孟琳琳，黄薇，等.慢性精神分裂患者神经认知功能与共情能力的相关性研究.现代预防医学，2022，49（24）：4495-4499.

［3］赵靖平，施慎逊.中国精神分裂症防治指南.2版.北京：中华医学电子音像出版社，2015.

19. 精神分裂症社会功能损害评估工具有哪些?

精神分裂症患者发病前期社会功能受损。社会功能障碍包括形成和维持有意义的人际关系、与他人沟通以及在社会中发挥功能所需的核心能力的下降[1]。精神分裂症不仅会对患者本身造成精神残疾，同时还会对自身的社会功能如社会交往能力、日常生活能力以及承担社会角色的能力造成严重损害[2]。

评估精神分裂症患者社会功能的常用工具有：Sheenhan残疾量表（Sheehan disability scale，SDS）、社会功能缺陷筛查量表（social disability screening schedule，SDSS）、在DSM-Ⅳ多轴诊断系统中功能评估的功能大体评定量表（global assessment of function，GAF）及社会和职业功能评定量表（social and occupational functioning assessment scale，SOFAS）。

目前专门适用于精神分裂症患者急慢性期社会和人际交往的评估工具是个人与社会表现量表（personal and social performance scale，PSP）[3]。

参考文献

[1] 郝建华，张传芝，刘明，等.精神分裂症患者认知功能与社会功能的关系.济宁医学院学报，2023，46（1）：20-25.

[2] 王燕，王铁虎.精神分裂症患者社会融合现状和影响因素分析.中华全科医学，2022，20（12）：2088-2091.

[3] 赵靖平，施慎逊.中国精神分裂症防治指南.2版.北京：中华医学电子音像出版社，2015.

20. 精神分裂症社会功能损害评估工具 PSP 的条目及意义是什么？

PSP 是评估精神分裂症患者社会功能的量表，其中文版已经在国内进行过信度和效度测试，具有可接受的信度和效度，能较好地反映精神分裂症患者急性期和恢复期的社会功能及人际交往水平，已广泛用于临床研究和实践中。

PSP 共有 4 个条目，分别为[1]：①社会中有用的活动，包括工作和学习；②个人和社会关系；③自我照料；④干扰和攻击行为。前 3 个维度采用统一的 7 级评分标准，④项有独立的 7 级评分标准，评分值越高，这个维度的功能损害越重。在这4个维度的评分结果基础上，综合4个维度的评分，依据总分评分标准评出一个PSP总分。

PSP是1~100分的单项评定量表，分为相等的10个等级列于表中，从功能良好乃至优秀（91~100分）到完全丧失社会功能并有危险性（1~10分）均可适用。总分越高，患者的人际社会功能越好。根据功能水平，总评分大致分为3个层次：71~100分，表示仅有轻度困难；31~70分，表示有不同程度的残疾；0~30分，表示功能极差，患者需要加强支持或密切监护。

参考文献

［1］赵靖平，施慎逊.中国精神分裂症防治指南.2版.北京：中华医学电子音像出版社，2015.

21. 精神分裂症临床治疗疗效评估工具CGI的评估条目及意义是什么？

临床疗效总评量表（clinical global impression，CGI）是一份总体评定量表，最先由WHO设计，用于国际精神分裂症试点研究（international pilot study of schizophrenia，IPSS），用以评定临床疗效，可适用于任何精神科治疗和研究对象。本CGI量表共分SI、GI和EI 3项，分述于下[1]。

（1）病情严重程度（SI）：采用0~7分的8级计分法，根据具体患者的病情与同一研究的其他同类患者比较，做出评定。

0 分表示无病，1 分表示基本无病，2 分表示极轻，3 分表示轻度，4 分表示中度，5 分表示偏重，6 分表示重度，7 分表示极重。

（2）疗效总评（GI）：采用 0～7 分的 8 级计分法。根据被评定者目前病情与入组时相比，做出评定。

0 分表示未评，1 分表示显著进步，2 分表示进步，3 分表示稍进步，4 分表示无变化，5 分表示稍恶化，6 分表示恶化，7 分表示严重恶化。

（3）疗效指数（EI）：需综合治疗效果和治疗引起的不良反应等，给予评定。这里仅指所研究的治疗本身所产生的疗效和不良反应。

疗效分以下 4 级：

4 级表示"显效"，指症状完全或基本消失；3 级表示"有效"，指症状有肯定进步或部分症状消失；2 级表示"稍有效"，指症状略有减轻；1 级表示"无变化"或"恶化"，是指症状毫无减轻或恶化。

不良反应分以下 4 级：

1 级表示"无"，指没有不良反应；2 级表示"轻"，指有些不良反应，但并不影响患者的功能；3 级表示"中"，指不良反应明显影响患者功能；4 级表示"重"，指发生了严重的甚至危及患者安全的不良反应。

疗效指数（EI）= 疗效分 / 不良反应分。

参考文献

[1] 张明园，何燕玲. 精神科评定量表手册. 长沙：湖南科学技术出版社，2015.

22. 如何评估精神分裂症患者的冲动行为风险?

冲动行为是精神分裂症患者行为功能障碍的主要表现形式,通常为患者在异常精神的作用下,突然发生的毁物、伤人和自伤等冲动行为,具有较强的破坏性和爆发性,在短时间内形成的破坏直接威胁到患者及他人的生命安全,影响到社会的稳定与和谐。社区精神分裂症患者行为风险的评估可参照表3,冲动行为风险评估≤2分为低风险,3~4分为中度风险,≥5分为高风险[1]。

表3 精神分裂症患者冲动行为风险评估

内容	分值	
	评定分	复核分
1. 既往经常出现冲动毁物、肇事、肇祸等暴力行为	5	5
2. 偶尔发生冲动暴力行为	3	3
3. 既往有暴力冲动的口头威胁,但无行为	1	1
4. 有药物、酒精滥用史	1	1
5. 1个月内有明显的与被害有关的幻觉、妄想、猜疑、激越、兴奋等精神病性症状	2	2
6. 有明显的社会心理刺激	1	1
7. 治疗依从性差	1	1
得分		

参考文献

[1] 赵靖平，施慎逊.中国精神分裂症防治指南.2版.北京：中华医学电子音像出版社，2015.

23. 如何评估精神分裂症患者的自杀风险？

精神分裂症是一种高自杀风险的精神疾病，其患者自杀未遂的终生风险达到 25% ~ 50%，完成自杀的终生风险达到 5%。在最脆弱时期接受早期干预服务的精神分裂症患者自杀率明显低于未接受该服务的患者，并且这种益处可长期持续。因此早期识别其自杀风险并干预至关重要。社区精神分裂症患者自杀风险的评估可参照表 4，NGASR（护士用自杀风险评估量表 the nurses' global assessment of suicide risk）分值≤5 分为低风险，6 ~ 8 分为中度风险，9 ~ 11 分为高风险，≥12 分为极高风险[1]。

表 4　护士用自杀风险评估量表（NGASR）

内容	分值	
	评定分	复核分
1. 绝望感	3	3
2. 近期负性生活事件	1	1
3. 被害妄想或有被害内容的幻听	1	1
4. 情绪低落 / 兴趣丧失或愉快感缺乏	3	3
5. 人际和社会功能退缩	1	1
6. 言语流露自杀意图	1	1

续表

内容	分值	
	评定分	复核分
7. 计划采取自杀行动	3	3
8. 自杀家族史	1	1
9. 近亲死亡或重要的亲密关系丧失	3	3
10. 精神病史	1	1
11. 鳏夫／寡妇	1	1
12. 自杀未遂史	3	3
13. 社会—经济地位低下	1	1
14. 饮酒史或酒精滥用	1	1
15. 罹患晚期疾病	1	1
得分		

参考文献

[1] 赵靖平，施慎逊.中国精神分裂症防治指南.2版.北京：中华医学电子音像出版社，2015.

第三章

精神分裂症的治疗

24. 精神分裂症急性期的治疗目标是什么？

精神分裂症是一种慢性疾病，需要全程治疗。急性期治疗是指针对精神病急性发作期的治疗，以控制精神病性症状为主要治疗目标[1]。

急性期的治疗目标[2]：

①预防因精神症状及相关症状所致的对患者个人、他人以及周围物品的伤害，控制异常行为，降低精神病性症状和相关症状的严重程度（如激越、攻击、阳性与阴性症状和情感症状）。

②了解导致急性发作发生的可能因素。

③尽快恢复原有的社会功能。

④与患者和家庭建立治疗联盟。

⑤制订短期和长期（预防复发）的治疗计划。

⑥防止严重药物不良反应的发生，如急性肌张力障碍、神经阻滞剂恶性综合征（neuroleptic malignant syndrome，NMS）等。

参考文献

[1] 张明园. 抗精神病药维持期优化治疗的原则. 中华精神科杂志，2014（3）：1-3.

[2]赵靖平,施慎逊.中国精神分裂症防治指南.2版.北京:中华医学电子音像出版社,2015.

25. 首发和复发精神分裂症患者急性期的治疗策略是什么?

首发精神分裂症,从字面理解是指患者个体首次出现精神病性症状,评估后诊断为拟诊或确诊为精神分裂症。临床和研究中介绍或强调这一特定患者群时使用"首发精神分裂症"这一名词术语[1]。但"首发"往往存在误导性,实际上"首发精神分裂症"通常指处于精神疾病或治疗早期的患者个体,而不是真正"第一次"发作[2]。

复发精神分裂症指患者的精神症状完全消失,自知力恢复,能适应正常生活,并恢复了工作和学习的能力,达到临床痊愈标准时间＞1个月后,又重新出现精神症状[3]。

无论首发或复发,急性期患者临床症状以精神病性阳性症状、激越冲动、认知功能受损为主要表现,宜采取积极的药物治疗,争取缓解症状,预防病情的不稳定性[4]。治疗策略包括:

①早发现、早治疗。

②积极按照治疗分期进行长期治疗,争取扩大临床缓解患者的比例。

③根据病情、家庭照料情况和医疗条件选择治疗场所,包括住院、门诊、社区和家庭病床治疗;当患者具有明显的危害社会安全和严重自杀、自伤行为时,

经监护人同意需紧急收住院积极治疗。

④根据经济情况，尽可能选用疗效确切、不良反应轻、便于长期治疗的抗精神病药物。

⑤积极进行家庭教育，争取家属重视、建立良好的医患联盟，配合对患者的长期治疗；对患者进行心理治疗以提高对药物治疗的依从性[4]。

增效治疗在急性期可治疗患者的共存症状，苯二氮䓬类药物可治疗紧张症状、焦虑和激越，抗抑郁药物可治疗共存的抑郁和强迫障碍，心境稳定剂可降低敌意和攻击的严重性[4]。

参考文献

［1］Nadira K. First episode schizophrenia. South African Family Practice，2015，57（5）：29–33.

［2］Breitborde NJ，Srihari VH，Woods SW. Review of the operational definition for first–episode psychosis. Early Interv Psychiatry，2009，3（4）：259–265.

［3］钟汉玲，蔡春凤.精神分裂症患者复发警戒征兆的研究进展.中国康复，2012，27（2）：146–147.

［4］赵靖平，施慎逊.中国精神分裂症防治指南.2版.北京：中华医学电子音像出版社，2015.

26. 精神分裂症巩固期的治疗目标是什么？

精神分裂症巩固期治疗开始于急性期治疗后，此时患者症状明显缓解，社会功能逐步恢复，但巩固期治疗通常应持续 6～12 个月。巩固期治疗的主要目的是巩固症状缓解、继续改善症状并预防复燃[1]。具体的治疗目标包括[2]：

①维持巩固急性期所用的有效药物治疗至少6个月，防止已缓解的症状复燃，并使阴性症状获得进一步改善[1]。

②对患者减少应激，提供心理社会支持，降低复燃的可能性。

③增加患者适应日常生活的能力。

④进一步缓解症状和巩固临床疗效，促进恢复。

⑤监测药物不良反应（如肌张力障碍、药源性帕金森综合征、迟发性运动障碍、闭经、溢乳、体重增加、糖脂代谢异常、心肝肾损害等），根据疗效与最少不良反应调整药物剂量，提高治疗依从性。

参考文献

［1］Grover S，Chakrabarti S，Kulhara P，et al. Clinical practice guidelines for management of schizophrenia. Indian J Psychiatry，2017，59（Suppl 1）：S19–S33.

［2］赵靖平，施慎逊 . 中国精神分裂症防治指南 . 2 版 . 北京：中华医学电子音像出版社，2015.

27. 精神分裂症巩固期的治疗策略是什么？

精神分裂症巩固期治疗应该明确目标，规范化地持续评估病情，继续给予药物治疗及社会心理干预，并积极监测疗效、不良反应和治疗依从性[1]。

具体的治疗策略是[2]：

①仍以药物治疗为主；以原有效药物、原有效剂量坚持继续巩固期治疗，促进阴性症状进一步改善，疗程至少 6 个月。

②治疗场所建议在门诊或社区。

③开展家庭教育和对患者的心理治疗，开始进行康复和职业训练。

参考文献

［1］Grover S，Chakrabarti S，Kulhara P，et al. Clinical practice guidelines for management of schizophrenia. Indian J Psychiatry，2017，59（Suppl 1）：S19–S33.

［2］赵靖平，施慎逊.中国精神分裂症防治指南.2 版.北京：中华医学电子音像出版社，2015.

28. 精神分裂症维持期的治疗目标是什么？

精神分裂症维持期患者精神病性症状较为稳定，严重程度较急性期显著减轻。临床表现以阴性症状为主，社会和职业功能缺损变得更为明显。因此维持或改善功能水平、预防复发、促进康复是维持期治疗的主要目的[1]。

具体的治疗目标是[2]：

①维持症状持续缓解，预防复发[1]。

②促进患者的社会功能水平和生活质量持续改善。

③监测与处理药物持续治疗中的不良反应。

④确立院外患者的监护人。

⑤提供心理干预，提高药物治疗效果与依从性，

改善预后。

⑥积极开展社会功能康复及职业训练。

参考文献

［1］Grover S，Chakrabarti S，Kulhara P，et al. Clinical practice guidelines for management of schizophrenia. Indian J Psychiatry，2017，59（Suppl 1）：S19–S33.

［2］赵靖平，施慎逊.中国精神分裂症防治指南.2版.北京：中华医学电子音像出版社，2015.

29. 精神分裂症维持期的治疗策略是什么？

精神分裂症维持期治疗推荐采用多学科的综合治疗，为患者提供涵盖药物治疗、家庭干预及社区服务等个体化治疗计划。另外，临床医师应该继续给予患者抗精神病药物治疗以实现预防复发的目标[1]。

具体来说维持期的治疗策略包括[2]：

①根据个体及所用药物情况，确定是否可以减少剂量，把握预防复发所需剂量。

②如果疗效稳定，无特殊不良反应，应尽可能不换用药物。

③疗程视患者个体情况而定，5年内有2次以上（包括2次）发作者应长期维持治疗。治疗场所主要在门诊随访和社区随访。

④加强对患者及家属的心理治疗。

⑤参与社区社会功能康复训练，促进职业功能回归。

参考文献

［1］Emsley R. Antipsychotic maintenance treatment in schizophrenia and the importance of preventing relapse. World Psychiatry，2018，17（2）：168–169.

［2］赵靖平，施慎逊.中国精神分裂症防治指南.2版.北京：中华医学电子音像出版社，2015.

30. 慢性精神分裂症患者的治疗策略是什么？

慢性精神分裂症患者可能存在妄想、幻觉、情感淡漠、言语减少或不连贯等症状，也可能出现情绪症状、认知问题及社会行为退缩。这类患者通常在基层医疗机构接受治疗，因此基层医疗保健人员需要熟悉抗精神病药物疗效及不良反应谱，熟悉社会心理干预及躯体健康知识[1]。

对于慢性精神分裂症患者，总体的治疗策略包括[2]：

①进一步控制残留症状，提高疗效。可采用换药、加量、合并用药等治疗方法。

②加强随访，掌握病情变化，调整治疗。

③治疗场所可以在门诊、社区或医院。

④进行家庭疾病知识及疾病管理的教育。

参考文献

［1］Judy H，Nicholas K. Chronic schizophrenia and the role of the general practitioner. Australian Journal for General Practitioners，2015，44（11）：802‐808.

［2］赵靖平，施慎逊.中国精神分裂症防治指南.2版.北

京：中华医学电子音像出版社，2015.

31. 如何及何时对慢性精神分裂症患者躯体健康状况进行监测及干预？

第二代抗精神病药物的使用与体重增加和空腹血糖、胆固醇和血脂水平升高更多相关，导致代谢综合征发生率增高，部分患者糖尿病和心脏病的患病风险增加。因此，建议定期对患者躯体健康状况进行监测。

慢性精神分裂症患者躯体健康状况监测包括代谢综合征、QTc、运动障碍和高催乳素血症监测，讨论戒烟策略，以及性健康咨询。对于慢性精神分裂症患者躯体健康状况监测的推荐意见参见表5。

表5　澳大利亚慢性精神分裂症患者躯体健康状况监测推荐意见

监测项目	频率	原因／干预
吸烟情况	基线，每次就诊时	动机性访谈或参加戒断项目
体重	基线，第一年每3个月一次，之后每6个月一次	体重指数＞25 kg/m² 时进行干预
腰围		如果男性＞94 cm，女性＞80 cm，进行干预
血压		如果收缩压＞130 mmHg，舒张压＞85 mmHg，进行干预
空腹血糖		如果空腹血糖水平为 5.6～7 mmol/L，进行糖耐量测试
空腹胆固醇和血脂		如果甘油三酯＞1.7 mmol/L，男性高密度脂蛋白＜1.03 mmol/L，女性高密度脂蛋白＜1.29 mmol/L，进行干预

续表

监测项目	频率	原因／干预
催乳素	基线，之后每年一次	如果催乳素升高且有症状，转诊至内分泌科医生
ECG	基线，之后每年一次，或在每次抗精神病药治疗方案变换时额外进行一次	如果 QTc 延长，转诊至心脏病专家
肝功能检查	基线，之后每年一次	抗精神病药物引起转氨酶升高
神经系统检查	基线，之后每年一次	运动障碍
眼部检查	半年一次	检查是否有白内障，尤其是使用喹硫平和氯丙嗪时
妊娠情况（仅女性）	每年一次	提供咨询，预防意外怀孕

参考文献

[1] Judy H, Nicolas K. Chronic schizophrenia and the role of the general practitioner. Australian Journal for General Practitioners, 2015, 44 (11): 802 - 808.

32. 精神分裂症的常见治疗方式有哪些?

精神分裂症的治疗包括药物和非药物治疗，因治疗目标和策略不同，在精神分裂症患者的不同时期，有着不同的权重。常见的治疗方式包括以下几种。

1. 药物治疗[1]　抗精神病药治疗是精神分裂症的一线治疗，也是精神分裂症治疗的基石。抗精神病药的种类分为：

（1）第一代抗精神病药：也称典型抗精神病药，为主要作用于中枢 D_2 受体的抗精神病药。大量临床研究及临床应用经验均证明第一代抗精神病药治疗精神分裂症阳性症状有效而且安全。

（2）第二代抗精神病药：也称非典型抗精神病药，除作用于中枢 D_2 受体外，还作用于其他中枢受体如 $5\text{-}HT_{2A}$ 受体等。另外有第二代抗精神病药长效针剂，包括利培酮长效注射剂、帕利哌酮长效注射剂等。

2. 心理治疗[1]

（1）支持性心理治疗：支持性心理治疗是临床上应用较广的心理治疗方法，适用于精神分裂症的各个病期。

（2）疾病健康教育：在整个疾病管理中，对患者及其家属进行疾病知识教育，在治疗管理疾病的过程中应当将精神分裂症的临床表现、治疗、治疗中应该注意的问题等与疾病相关的知识用通俗易懂的方式告知患者及家属，这对提高治疗依从性，改善疾病预后非常重要。

（3）CBT（认知行为治疗）：CBT 是根据患者当前或既往的症状和（或）功能，在他们的思维方式、感觉和行为之间建立联系，同时重新评估他们对目标症状的感知、信念或推理。此外，CBT 的后续干预应包括以下内容：根据患者症状或症状的复发情况，监测他们的自动思维、感觉或者行为；推广应对目标症状的替代方法，减少痛苦，改善功能。

（4）认知矫正治疗：认知矫正治疗的干预方式多种多样，包括反复训练与实践，教授能改善认知的策略，建议可减少持续损害的补偿性策略以及小组讨论等。

（5）家庭治疗：有研究发现家庭内部的情感表达是精神分裂症发病和复发的有效预测因子。因此，家庭治疗成为精神分裂症治疗的一个重要环节。

（6）社交技能训练：社交技能训练是应用行为理论和方法来治疗精神分裂症的一种早期心理治疗方法。

（7）艺术治疗：艺术治疗是将心理治疗技术与文艺活动（绘画、音乐、戏剧、舞蹈）相结合，以促进患者的创造性表达。最常见的艺术治疗包括音乐治疗和绘画治疗。

3. 改良电休克疗法（modified electro-convulsive therapy，mECT）[1] 有以下适应证，且经过药物治疗效果不佳，可进行 mECT。适应证有：

（1）严重抑郁，有强烈自伤、自杀行为或明显自责自罪者。

（2）极度兴奋躁动、冲动伤人者（精神分裂症、双相障碍）。

（3）拒食、违拗和紧张性木僵者（精神分裂症）。

（4）抗精神病药治疗无效或对治疗药物不能耐受者（精神分裂症）。

4. 重复经颅磁刺激（repetitive transcranial magnetic

stimulation，rTMS）治疗[1] 主要适用于顽固性幻听和阴性症状，目前在中国尚没有治疗精神分裂症的适应证。国外的最新研究提示，rTMS 对难治性精神分裂症（持续幻听和持续的阴性症状）有一定疗效。

在社区中可以根据医疗专业人士及设施配备情况主要给予精神分裂症患者抗精神病药物治疗和心理治疗，其中需要重点关注的是抗精神病药物治疗，同时在应用抗精神病药物时关注患者的服药依从性，提高治疗效果。

参考文献

[1] 赵靖平，施慎逊.中国精神分裂症防治指南.2版.北京：中华医学电子音像出版社，2015.

33. 精神分裂症的药物治疗原则是什么？

不同时期和不同临床特征的患者，依据治疗原则施予不同的药物治疗方案。具体治疗原则包括：

（1）一旦确定精神分裂症的诊断，**尽早开始抗精神病药物治疗**。根据评估，权衡疗效和安全性，选择适宜患者个体化的抗精神病药**单一用药**治疗[1]。

（2）急性发作病例，包括复发和病情恶化的患者，根据既往用药情况**继续使用原有效药物**，剂量低于有效治疗剂量者，可增加至治疗剂量继续观察；如果已达治疗剂量仍无效者，**酌情加量或考虑换用**另一种化学结构的第二代抗精神病药或第一代抗精神病药。疗效不佳者也可以考虑使用氯氮平，但应该定期监测白细胞与中性粒细胞数量。

（3）定期评价疗效，指导治疗方案。定期评定药物不良反应，并对症处理。

参考文献

［1］国家卫生健康委办公厅．精神障碍诊疗规范（2020年版）［EB/OL］．（2020-12-07）［2023-12-12］．http：//www.nhc.gov.cn/yzygj/s7653p/202012/a1c4397dbf504e1393b3d2f6c263d782.shtml.

34. 抗精神病药可分为几类？

抗精神病药的发展历史近70年，已有多种药物用于临床。抗精神病药的分类通常有两种：①按照结构划分；②按照药理机制划分。通常按照世界生物精神病学协会的分类方法，分为第一代抗精神病药和第二代抗精神病药，具体如下：

（1）第一代抗精神病药（典型抗精神病药）[1]：主要作用于中枢 D_2 受体的抗精神病药，包括氯丙嗪、奋乃静、氟奋乃静及其长效制剂、三氟拉嗪、氟哌啶醇及其长效制剂、五氟利多、舒必利等，其治疗精神分裂症阳性症状有效。

（2）第二代抗精神病药（非典型抗精神病药）[1, 2]：包括一系列药理机制或化学结构不同的化合物，如氯氮平、利培酮、奥氮平、喹硫平、齐拉西酮、阿立哌唑、氨磺必利、帕利哌酮、布南色林、哌罗匹隆和鲁拉西酮等。

参考文献

［1］国家卫生健康委办公厅.精神障碍诊疗规范（2020年版）［EB/OL］.（2020-12-07）［2023-12-12］.http：//www.nhc.gov.cn/yzygj/s7653p/202012/a1c4397dbf504e1393b3d2f6c263d782.shtml.

［2］George A K，Laura J F，Joan M A，et al. The American Psychiatric Association practice guideline for the treatment of patients with schizophrenia. Am J Psychiatry，2020，177（9）：868-872.

35. 第一代与第二代抗精神病药的区别是什么？

第一代抗精神病药的主要不足包括对患者的认知损害与阴性症状疗效有限，约有30%的患者其阳性症状不能有效缓解。第二代抗精神病药对精神分裂症患者的幻觉、妄想、怪异言行等阳性症状的治疗作用与第一代抗精神病药无明显差异，且同样可以控制疾病急性发作期的冲动行为。同时有临床研究表明，第二代抗精神病药的"非典型"在于其对阴性症状、认知障碍和情感障碍的改善作用，治疗中断率低于第一代抗精神病药。同时一些基础研究表明，第二代抗精神病药有神经保护作用，可以增强神经元的生存能力和可塑性，能减轻神经毒性。一些脑神经影像研究也提示，第二代抗精神病药可以增加前额叶的功能，而第一代抗精神病药却有明显的神经毒性及增强基底节神经的活性，这可能是第二代抗精神病药在临床疗效上优于第一代抗精神病药的基础[1, 2]。

第一代抗精神病药的主要不足还包括锥体外系不良反应和迟发性运动障碍风险较高等，导致患者的治疗依从性差。第二代抗精神病药被称为"非典型抗精神病药"，其药理机制与第一代抗精神病药不同是原因之一，但最主要的原因还在于其锥体外系不良反应较少，不会增加催乳素分泌，这是众多研究得出的一致结论。因此众多学者认为较少的不良反应是第二代抗精神病药的绝对优势。

人们对第二代抗精神病药寄予厚望，还可以从众多药物经济学的研究说明——从药物疗效、不良反应以及对生活、工作的改善等多方面整体评估，第二代抗精神病药对精神分裂症患者更经济。

参考文献

［1］国家卫生健康委办公厅.精神障碍诊疗规范（2020年版）［EB/OL］.（2020-12-07）［2023-12-12］.http：//www.nhc.gov.cn/yzygj/s7653p/202012/a1c4397dbf504e1393b3d2f6c263d782.shtml.

［2］魏钦令，赵靖平，张晋碚.两代抗精神病药物治疗精神分裂症的比较.医学与哲学，2007，28（8）：47-48.

36. 第一代口服抗精神病药在精神分裂症长期治疗中的推荐给药剂量是多少？

药物在使用中，和剂量相关的概念包括起始剂量、治疗剂量、最大耐受剂量等。

起始剂量一般为最低剂量，临床试验中起始最低剂量水平的估计应结合具体药物的特点进行综合考量，综合考虑临床前的药理学和毒理学特点[1]。临床应用中起始剂量基于剂型、患者特点、既往抗精神病药使用情况确定[2]。老年患者的起始剂量应为正常成年人的 $1/4 \sim 1/2$ [3]。

一般所说的治疗剂量是指临床上应用的既可获得较好疗效而又较安全的药物剂量。为了在用药疗程内维持有效的药物浓度，必须间隔一定时间重复给予一定剂量药物[4]。

最大耐受剂量是指对患者有足够的疗效且毒性可耐受，达到药物毒性与疗效平衡的剂量水平[5]。

自 20 世纪 50 年代以来，第一代抗精神病药广泛应用于临床治疗各种精神疾病，主要治疗各种精神病性症状。大量临床研究及临床应用经验均证明第一代抗精神病药治疗精神分裂症阳性症状有效而且安全，常用的第一代口服抗精神病药长期治疗推荐的给药剂量参见表 6[3]。

表 6　第一代抗精神病药长期治疗推荐的（口服）给药剂量[3]

第一代抗精神病药	起始剂量（mg/d）	服药次数[a]	首发患者给药剂量（mg/d）	反复发作患者给药剂量（mg/d）
氯丙嗪	50 ~ 150	2 ~ 4	300 ~ 500	300 ~ 1000
氟奋乃静	4 ~ 10	2 ~ 3	2.4 ~ 10	10 ~ 20

续表

第一代抗精神病药	起始剂量（mg/d）	服药次数[a]	首发患者给药剂量（mg/d）	反复发作患者给药剂量（mg/d）
氟哌噻吨	2～10	1～3	2～10	10～20
氟哌啶醇	2～8	（1）～2	1～4	3～15
奋乃静	4～12	1～3	6～36	12～42
匹莫齐特	1～4	2	1～4	2～12
珠氯噻醇	2～50	1～3	2～10	25～50

a 推荐的每日服药次数，每日 1 次 =1，每日 2 次 =2 等。

参考文献

[1] 沈庆.药物最大耐受剂量（MTD）探索方法的比较分析.北京：北京中医药大学，2020.

[2] George A K, Laura J F, Joan M A, et al. The American Psychiatric Association practice guideline for the treatment of patients with schizophrenia. Am J Psychiatry，2020，177（9）：868-872.

[3] 赵靖平，施慎逊.中国精神分裂症防治指南.2 版.北京：中华医学电子音像出版社，2015.

[4] 彭金兰，印嫔.抗菌药物合理应用的剂量策略.医药导报，2006（10）：1085-1086.

[5] 沈庆，孙瑞华，郝肖迪，等.基于贝叶斯最优区间设计确定药物最大耐受剂量.中国新药与临床杂志，2019，38（9）：533-536.

37. 第二代口服抗精神病药在精神分裂症长期治疗中的推荐给药剂量是多少？

第二代抗精神病药临床作用谱广、引发锥体外系反应比例较小或不明显，在临床上有更广阔的应用前景。常用的第二代口服抗精神病药长期治疗推荐的给药剂量参见表 7[1]。

表 7 第二代抗精神病药长期治疗推荐的（口服）给药剂量[1]

第二代抗精神病药	起始剂量（mg/d）	服药次数[a]	首发患者给药剂量（mg/d）	反复发作患者给药剂量（mg/d）
氨磺必利	100～200	1～2	100～300	400～800
阿立哌唑	5～10	1	15～（30）	15～30
阿塞那平[b]	5	1	5～10	5～20
氯氮平	25	2～4	100～250	300～800
伊咯哌酮[b]	1～2	2	4～16	4～24
鲁拉西酮[b]	20～40	1	40～80	40～120
奥氮平	5～10	1	5～20	5～20
帕利哌酮[b]	3～6	1	3～9	3～12
喹硫平	50～100	1～2	300～600	400～750
舍吲哚	4	1	12～20	12～24
利培酮	1～2	1～2	1～4	3～10
齐拉西酮	40～80	2	40～120	80～160
佐替平	25～50	2～4	50～150	100～250

a 推荐的每日服药次数，每日 1 次 =1，每日 2 次 =2 等。b 这些抗精神病药尚未在首发精神分裂症患者中开展研究。

参考文献

[1] 赵靖平，施慎逊.中国精神分裂症防治指南.2版.北京：中华医学电子音像出版社，2015.

38. 药物使用过程中如何判断患者出现症状波动？

精神分裂症复发前可出现一些前驱症状，其复发的早期症状往往与原发症状相一致[1]，其中既有非精神病性（非特异性）表现，又有精神病性症状。非特异性表现主要有紧张、焦虑、睡眠改变、躯体症状、注意力集中困难、记忆力下降等。精神病性症状主要为思维混乱、幻觉、疑心、敌对及怪异行为[2]。

Heinrichs 研究发现了 32 个早期警戒征兆，最常见的 10 个是幻觉（53％）、疑心（43％）、睡眠改变（43％）、焦虑（38％）、认知效率低下（26％）、愤怒/敌意（23％）、身体症状或幻觉（21％）、思维混乱（17％）、不恰当的破坏性行为（17％）和抑郁（17％），且精神病性症状较非精神病性症状得分更高[2]。

有报道轻微精神病性表现有较高的预测价值[2]。

参考文献

[1] 白茹.精神分裂症患者复发先兆症状的社会调查.中华护理杂志，2002，37（11）：839–840.

[2] 钟汉玲，蔡春凤.精神分裂症患者复发警戒征兆的研究进展.中国康复，2012，27（2）：146–147.

39. 精神分裂症患者在什么情况下需要考虑抗精神病药加量?

如果精神分裂症患者出现症状波动,根据既往用药情况继续使用原有效药物,剂量低于有效治疗剂量者,可增加至治疗剂量继续观察;如果已达治疗剂量仍无效者,可酌情加量或考虑换药[1]。

参考文献

[1] 赵靖平,施慎逊.中国精神分裂症防治指南.2版.北京:中华医学电子音像出版社,2015.

40. 精神分裂症患者在什么情况下需要考虑抗精神病药换药?

(1)抗精神病药治疗首发精神分裂症,尽量单一用药。当一种药物足量、足疗程无效时,应换药[1]。

(2)发生不良反应时换药:一种药物尽管效果好,但不良反应无法耐受,不停药不足以缓解不良反应,只有换药。

(3)费用高时换药:一种药物尽管效果好,但患者无力支付其高费用,即使联合其他药物而半量使用,也无力支付,只有换药。

(4)缓解不彻底时换药:一种药物足量、足疗程治疗有效,但症状缓解不彻底,考虑换一种药,会比现药疗效好,且不良反应和费用均能耐受,应换药。

参考文献

[1] 汪春运.首发精神分裂症可否联用抗精神病药.精神医学杂志，2015，28（1）：64-65.

41. 精神分裂症患者如需换药，应该重视的注意事项有哪些？

更换抗精神病药可能导致患者病情波动或出现不良反应，一般需要在专业医疗机构或专业医师的指导下进行，需要注意的事项包括[1-2]：

（1）换药时需要考虑患者的个体因素和疾病特征，尽量选择作用机制不同的另一种药物。换药过程中需要评估精神症状、不良反应以及反跳现象。

（2）典型的换药方法是逐渐交叉减量，即第二个抗精神病药治疗给药并逐渐加量时，初始抗精神病药随之逐渐减量。

（3）应在共同决策的背景下，与患者共同审查换药的可能获益和风险。

（4）仔细监测，避免依从性降低和出现临床症状波动的风险。

参考文献

[1] 陆林.沈渔邨精神病学.6版.北京：人民卫生出版社，2018.

[2] American Psychiatric Association. The American Psychiatric Association practice guideline for the treatment of patients with schizophrenia. Washington，DC：American Psychiatric

Association，2021.

42. 精神分裂症患者在什么情况下需要考虑抗精神病药联合使用？

多项精神分裂症指南普遍推荐单一用药原则[1]。但在临床实践中，各国抗精神病药联合治疗比例较高，有研究数据显示国内抗精神病药联合治疗比例约为12.7%，日本为19.9%，丹麦高达24.6%[2-3]。

需要考虑抗精神病药联合治疗的情况包括：

（1）效力不足：一种药物足量、足疗程治疗有效，但症状缓解不彻底，可考虑增加一种药物[4]。

（2）辐射面不够：一种药物缓解一组症状，但不能缓解另一组症状，应合并另一种药物。

（3）不良反应限制用量：一种药物不到治疗量就有效，继续增量则出现不可耐受的不良反应，继续使用低剂量则不能完全缓解症状；换药则前功尽弃。此时将原药减至可耐受的最高剂量，再增加一种既强化疗效，又不加重该不良反应的药物。

（4）价格太贵限制用量：一种药物不到治疗量就有效，继续增量则患者经济负担不起，继续低剂量使用症状不能完全缓解，如换疗效更好的药物则不良反应太大而不能耐受，可以增加既改善疗效，不良反应和经济上又能承受的药物。

（5）衰减药物不良反应：服用某些药物的效果虽好，但会引起某些不良反应，可联合其他药物抵消该不良反应。

参考文献

[1] Chi-Un Pae, Changsu Han, Won-Myong Bahk, et al. Consideration of long-acting injectable antipsychotics for polypharmacy regimen in the treatment of schizophrenia：put it on the table or not? Clin Psychopharmacol Neurosci，2021，19（3）：434-448.

[2] Qiu H, He Y, Zhang Y, et al. Antipsychotic polypharmacy in the treatment of schizophrenia in China and Japan. Australian & New Zealand Journal of Psychiatry，2018，52（12）：1202-1212.

[3] Sneider B, Pristed SG, Correll CU, et al. Frequency and correlates of antipsychotic polypharmacy among patients with schizophrenia in Denmark：A nation-wide pharmacoepidemiological study. Eur Neuropsychopharmacol，2015，25（10）：1669-1676.

[4] 汪春运.首发精神分裂症可否联用抗精神病药.精神医学杂志，2015，28（1）：64-65.

43. 与其他抗精神病药相比，氯氮平的优势及不足分别表现在什么方面？

氯氮平是社区精神分裂症患者，尤其是较长病程的患者常用的抗精神病药，研究显示中国社区患者应用氯氮平的比例约为 33.4%[1]。

（1）氯氮平疗效较优[2]

①在 32 种抗精神病药中，氯氮平、氨磺必利、佐

替平、奥氮平和利培酮对总体症状的疗效优于其他抗精神病药，氯氮平的疗效获益更大。

②氯氮平在以下4个方面疗效优于安慰剂和大多数其他抗精神病药：全因中断率、阳性症状、阴性症状、抑郁症状。

（2）氯氮平不良反应较大，以下不良反应与其相关[3-4]：

①更高程度的体重增加（导致"三高"，即体质量高、血脂高、血糖高）。

②过度镇静。

③发生至少一种抗胆碱能副作用。

④抑制白细胞生成、紫癜、溶血性贫血、全血细胞减少症；1%～2%患者出现重度中性粒细胞减少症，其中15%发生致命性粒细胞缺乏。

参考文献

[1] 王勋，马宁.社区精神分裂症患者服药依从性及原因分析.中国神经精神疾病杂志，2016，42（6）：374-378.

[2] Huhn M，Nikolakopoulou A，Schneider-Thoma J，et al. Comparative efficacy and tolerability of 32 oral antipsychotics for the acute treatment of adults with multi-episode schizophrenia：a systematic review and network meta-analysis. The Lancet，2019，394（10202）：939‑951.

[3] American Psychiatric Association. The American Psychiatric Association practice guideline for the treatment of patients with schizophrenia. Washington，DC：American Psychiatric

Association，2021.

［4］汪春运.首发精神分裂症可否联用抗精神病药.精神医学杂志，2015，（1）：64-65.

44. 慢性精神分裂症患者急性恶化或复发时，药物治疗应遵循的原则是什么？

对于慢性精神分裂症患者的急性恶化或复发，建议应该立即接受抗精神病药治疗，并遵循以下原则[1]：

（1）第一代和第二代抗精神病药均能有效治疗精神分裂症的急性恶化或复发。

（2）每一种抗精神病药的选择过程必须个体化地进行，并取决于患者既往使用过的某些类别药物以及患者本人体验过的不良反应。

（3）所有抗精神病药的不良反应都应加以重视。需特别关注锥体外系或运动不良反应、代谢以及心血管不良反应。

（4）关于慢性精神分裂症患者的治疗中断和复发预防，有一些循证证据支持第二代抗精神病药在这些方面具有优势。

（5）第一代抗精神病药治疗中神经系统不良反应风险增加，某些第二代药物可能较少出现这类不良反应。

（6）在换用另一个抗精神病药之前，针对每一位患者的最佳剂量的治疗应该持续2～8周，除非目前的用药具有不可耐受性或禁忌证。

（7）由于不依从是精神分裂症患者复发的主要原

因，治疗依从性尤为重要。

参考文献

[1]赵靖平，施慎逊.中国精神分裂症防治指南.2版.北京：中华医学电子音像出版社，2015.

45. 精神分裂症患者稳定期的非药物干预措施包含哪些内容？

除对患者进行抗精神病药治疗外，还要对患者进行认知干预，组织康复期患者学习与精神疾病相关的科普知识，了解抗精神病药的作用和治疗过程中的药物不良反应，减少因药物不良反应而出现的紧张心理状态，提高患者对精神疾病的认知能力。帮助患者了解分析精神疾病发生的原因、性质和表现形式，启发患者认知，领悟自己的精神问题，增强对症状的辨别能力。告知患者精神疾病的复发前兆及药物不良反应，强化坚持服药的重要性。

社区医生还要对患者家属提供家庭干预技术指导，包括口头指导、指导家属配合治疗、文字指导。口头指导即鼓励患者增强自信心，帮助患者提高心理承受能力，学会对待应激事件的方法，帮助他们正确对待疾病，坚持服药；指导家属配合治疗即指导家属督促患者按时服药，勿随便更改，更改必须由医师复查后决定，并按期带患者复查，制定适宜的休息时间表，逐步开始有规律的生活；文字指导即指导患者及家属怎样预防复发，详细介绍服药的剂量、时间以及药物的不良反应。

社区医生还要对患者进行支持性心理干预，帮助患者建立有效的社会支持系统，了解患者的心理状态与家庭、学习、工作的关系，提供心理、社会、文化等方面的干预，使患者的正当需求得到满足。因精神分裂症患者的病情复发与心理、社会因素关系密切，因此应给予患者一个轻松的心理环境[1]。

参考文献

[1]陈雪芹，李庆霞，张继英.精神分裂症患者复发的原因与护理干预.社区医学杂志，2010（4）：16–18.

46. 第一代抗精神病药的常见不良反应有哪些?

抗精神病药的不良反应是选择特定药物的重要因素，患者可能会担忧药物的某种不良反应（如体重增加），某些不良反应也可能影响患者的治疗依从性和功能，所以建议选择不良反应较少的药物，第一代抗精神病药的常见不良反应参见表 8[1]。

参考文献

[1] American Psychiatric Association. The American Psychiatric Association practice guideline for the treatment of patients with schizophrenia. Washington，DC：American Psychiatric Association，2021.

47. 第二代抗精神病药的常见不良反应有哪些?

第二代抗精神病药导致锥体外系反应比例较小或不明显,但与此同时也不可避免地可能引起高催乳素血症、体重增加、血糖异常等多种不良反应。第二代抗精神病药的常见不良反应参见表9[1]。

参考文献

［1］American Psychiatric Association. The American Psychiatric Association practice guideline for the treatment of patients with schizophrenia. Washington,DC:American Psychiatric Association,2021.

表8　第一代抗精神病药的不良反应

口服制剂的相关不良反应

	静坐不能	类帕金森综合征	肌张力障碍	迟发性运动障碍	高催乳素血症	抗胆碱能作用	镇静	癫痫发作	体位性低血压	QT间期延长	体重增加	高脂血症	血糖异常	注释
氯丙嗪	++	++	++	+++	+	+++	+++	++	+++	+++	++	+	++	
氟奋乃静	+++	+++	+++	+++	+++	+	+	+	+	++	++	+	+	
氟哌啶醇	+++	+++	+++	+++	+++	+	+	+	+	++	++	+	+	
洛沙平	++	++	++	++	++	++	++	+	++	++	+	+	+	
吗茚酮	++	++	++	++	++	+	++	+	+	++	+	+	+	
奋乃静	++	++	++	++	++	++	++	+	++	++	++	+	+	

续表

口服制剂的相关不良反应

	静坐不能	类帕金森综合征	肌张力障碍	迟发性运动障碍	高催乳素血症	抗胆碱能作用	镇静	癫痫发作	体位性低血压	QT间期延长	体重增加	高脂血症	血糖异常	注释
匹莫齐特	+++	++	++	+++	+++	+	+	+++	+	+++	+	+	+	
硫利达嗪	+	+	+	+	++	+++	+++	++	+++	+++	++	+	+	
替沃噻吨	+++	+++	+++	+++	+++	+	+	+++	+	++	+	+	+	
三氟拉嗪	++	++	++	++	++	++	+	+	+	++	++	+	+	a

a：色素性视网膜病变；性功能障碍发生率高；当 QTc 间期 >450 ms 或服用延长 QTc 间期或抑制 CYP2D6 的药物，应避免使用。

+ 很少；++ 有时；+++ 经常。CYP= 细胞色素 P450。

表 9 第二代抗精神病药的不良反应

口服制剂的相对不良反应

	静坐不能	类帕金森综合征	肌张力障碍	迟发性运动障碍	高催乳素血症	抗胆碱能作用	镇静	癫痫发作	体位性低血压	QT间期延长	体重增加	高脂血症	血糖异常	注释
阿立哌唑	++	+	+	+	+	+	+	+	+	+	+	+	+	a
阿莫沙平	++	+	++	++	++	+	++	+	++	++	++	++	++	b
依匹哌唑	++	+	+	+	+	+	++	+	+	++	+	++	+	
卡利拉嗪	++	+	+	+	+	++	++	+	+	++	++	+	+	
氯氮平	+	+	+	+	+	+++	+++	+++	+++	++	+++	+++	+++	c
伊洛哌酮	+	+	+	+	++	+	++	+	+++	+++	++	++	++	
鲁拉西酮	++	++	++	++	+	+	++	+	+	+	+	++	++	d

65

续表

口服制剂的相对不良反应

药物	静坐不能	类帕金森综合征	肌张力障碍	迟发性运动障碍	高催乳素血症	抗胆碱能作用	镇静	癫痫发作	体位性低血压	QT间期延长	体重增加	高脂血症	血糖异常	注释
奥氮平	++	++	+	+	++	++	+++	++	++	++	+++	+++	+++	
帕利哌酮	++	++	++	++	+++	+	+	+	++	++	++	++	+	
喹硫平	+	+	+	+	+	++	+++	++	++	++	++	+++	++	
利培酮	++	++	++	++	+++	+	++	+	++	++	++	+	++	
齐拉西酮	++	+	+	+	++	+	++	+	++	+++	+	+	+	e

a：FDA 针对冲动控制障碍（赌博、暴食）提出安全警告，可减轻其他抗精神病药相关高催乳素血症。b：口腔感觉迟钝。c：常见唾液分泌过多，性功能障碍发生率高，可能发生严重便秘和麻痹性肠梗阻，起始用药可能出现发热，心肌炎不常见，罕见心肌病和重度中性粒细胞减少症。d：部分患者出现相关量相关肌酐升高。e：有报告者术中虹膜松弛综合征。

+很少；++有时；+++经常。

48. 如何预防抗精神病药的常见不良反应?

抗精神病药的常见不良反应包括锥体外系不良反应(包括急性肌张力障碍、类帕金森综合征、静坐不能及迟发性运动障碍)、代谢综合征(体重增加、糖脂代谢异常)、内分泌系统紊乱、心血管系统不良反应(体位性低血压、QT间期延长)、镇静作用、流涎、抗胆碱能不良反应(如口干、便秘和尿潴留等外周抗胆碱能作用)、肝功能损害、神经阻滞剂恶性综合征、癫痫发作、血液系统改变(白细胞减少)等[1]。抗精神病药不良反应的预防见表10。

表10 抗精神病药不良反应的预防

不良反应	预防
急性肌张力障碍	选用引起 EPS 少的药物 从小剂量开始治疗,加量要慢,逐步加量
类帕金森综合征	选用引起类帕金森症状少的药物 加量要慢,逐步加量
静坐不能	选用引起静坐不能少的药物 加量要慢,逐步加量
迟发性运动障碍	选用引起迟发性运动障碍少的药物 评估危险因素
癫痫发作	选用对癫痫阈值影响较小的药物
体重增加 / 肥胖	选用对体重影响小的药物 定期监测体重 对体重增加 > 7 % 的要予以警示 调整生活方式和饮食结构

不良反应	预防
血糖异常	选用对血糖影响较小的药物 筛选危险因素，检查空腹血糖及糖化血红蛋白 定期监测血糖
血脂异常	选用对血脂影响较小的药物 筛选危险因素，检查血脂全套 定期监测血脂
内分泌紊乱	选用对内分泌影响小的药物
QT 间期延长	选用对 QT 间期影响较小的药物 评估心血管疾病危险因素 避免合用延长 QT 间期的药物 定期复查心电图 注意药物相互作用
体位性低血压	小剂量开始，缓慢逐步加量 选用影响小的药物
便秘	选用对便秘影响小的药物 进行腹部体检
尿潴留	选用影响小的药物
流涎	选用影响小的药物
口干	从小剂量开始使用 选用影响小的药物
肝功能异常	定期查肝功能
白细胞减少	定期复查血常规
镇静作用	从小剂量开始使用 加量要慢
神经阻滞剂恶性综合征	选用低风险抗精神病药

参考文献

[1] 赵靖平，施慎逊. 中国精神分裂症防治指南. 2 版. 北京：中华医学电子音像出版社，2015.

49. 如何处置抗精神病药的常见不良反应？

药物的不良反应明显影响服药人群的安全性、耐受性与治疗依从性。因此，不良反应的及时处理非常重要。抗精神病药的常见不良反应处理参见表 11。

表 11　抗精神病药不良反应的处理[1-2]

不良反应	治疗
急性肌张力障碍	口服或肌内注射抗胆碱能药物，肌内注射药物后未缓解可在 30 min 后重复使用
类帕金森症状	减量或换药，换用第二代抗精神病药 口服抗胆碱能药物
静坐不能	减量 口服 β 受体阻滞药（普萘洛尔 30 ~ 60 mg/d） 换用影响小的第二代抗精神病药 口服苯二氮䓬类药物
迟发性运动障碍	换用氯氮平（或其他影响相对少的第二代抗精神病药） 加用维生素 E 和维生素 B_6 加用氘丁苯那嗪 ECT（仅有个案报道） 深部脑刺激（适用于严重病例）
癫痫发作	减量或换药 抗癫痫治疗

不良反应	治疗
体重增加／肥胖	生活方式干预（饮食控制、体育锻炼） 换药 加用二甲双胍（1000 mg/d）
血糖异常	生活方式干预（饮食控制、体育锻炼） 换药 必要时给予降糖药治疗
血脂异常	生活方式干预（饮食控制、体育锻炼） 换药
内分泌紊乱	减量或换药 中药治疗，口服小剂量阿立哌唑 人工周期
QT 间期延长	如 QTc 间期＞450 ms（男性）/＞470 ms（女性）或延长超过 30 ms 时要换药
体位性低血压	加强体育锻炼，改变体位时动作应缓慢
便秘	饮食调整，增加膳食纤维的摄入量 增加流质饮食的摄入，通便药物（口服乳果糖 5 g/d）
尿潴留	减量 换药或肌内注射新斯的明，每次 0.25 mg
流涎	减量 哌仑西平 25～50 mg/d
口干	多次少量饮水 嚼无糖口香糖 减量
肝功能异常	减量，换药 加用降转氨酶药物

续表

不良反应	治疗
白细胞减少	如粒细胞<1×10^9/L 要立即停药 联合血液科治疗 预防感染 用升白细胞药物
镇静作用	减量 换药
神经阻滞剂恶性 综合征	停用所有抗精神病药 对症处理

参考文献

[1] 赵靖平，施慎逊．中国精神分裂症防治指南．2版．北京：中华医学电子音像出版社，2015.

[2] American Psychiatric Association. The American Psychiatric Association practice guideline for the treatment of patients with schizophrenia. Washington，DC：American Psychiatric Association，2021.

50. 如何护理以幻觉、妄想等精神病性症状为主的精神分裂症患者？

50%以上的精神分裂症患者伴有幻觉，其最常见的内容为幻听，其次为幻味、幻触、内感受器幻觉等。因自我界限相互混淆，自我认识不足，患者常会出现失真感及人格化，以及较严重的危害行为[1]。妄想是一种在病理基础上产生歪曲的信念及错误的推理和判断，是精神分裂症最常见的症状之一，给患者的生活、学习、工作及人际关系等方面造成实质性的多维影响，继而影响家庭及社会功能的康复[2]。

（1）当患者主动叙述病情时，不要与其争辩或过早评判病情。禁止在患者面前议论他人或低声耳语，以免引起猜疑并强化其妄想内容。护理人员要热情主动关心和体贴患者，询问其生活饮食和睡眠情况，了解其病情，进行引导和安慰，稳定其情绪，力求使其配合治疗，逐渐动摇其幻觉、妄想症状[3]。

（2）密切观察患者的言语、表情、行为，掌握患者幻觉或妄想症状出现的时间、内容、频率，如患者表情紧张恐惧、愤怒或逃跑时，要防止患者突然冲动，出现自伤或伤人行为，确保人员安全。

（3）注意观察患者夜间睡眠情况，有幻觉的患者有时在夜间安静或入睡前出现幻觉或较频繁逼真，因此，晚间文娱活动对帮助减轻患者的幻觉、妄想有重要作用。

（4）有幻触、幻味者，给予解释或改换环境，分散其注意力。如幻触患者，感到床上有电或身上有虫爬感时，可适当调换病床或更衣，让患者感受到对他的关心和爱护。

（5）对因被害妄想而敌视医务人员的患者，应尽量避免与其发生正面冲突。

（6）严密观察幻觉、妄想症状的变化，防止意外；患者在幻觉、妄想支配下有时可发生突然冲动、伤人、自伤、毁物及逃跑行为，要重点护理，加强观察，严防意外。

参考文献

［1］丁燕燕，王娅珊，郭大平.整体护理在精神分裂症幻觉病人临床康复中的应用.临床医学研究与实践，2016，1（4）：46-46.

［2］张凌芳，古玮娜，李拴荣，等.情景训练对女性精神分裂症病人妄想及应对方式的影响.护理研究，2021，35（17）：3174-3179.

［3］吴春香.综合护理干预对住院精神分裂症患者幻觉、妄想症状的影响.齐鲁护理杂志，2017，23（11）：7-9.

51. 如何治疗以兴奋、激越和暴力行为为主的精神分裂症患者？

兴奋、激越是精神分裂症急性期的常见症状之一，往往给患者、他人和社会带来危险。这些患者入院时兴奋、激越症状丰富，入院前一周较多发生攻击、暴力行为，疾病严重程度较重，既往住院次数和既往暴力攻击行为较多。患者入院后仍可能出现阶段性激越或持续性攻击行为，应尽快处置，以避免攻击和暴力行为的出现或加重。及时使用抗精神病药物快速控制兴奋、激越症状，同时加强管理，必要时采用躯体物理约束、隔离等保护措施，尽量避免或减少伤害。为了避免患者加重对医护人员的敌意和不合作程度，保护性约束或隔离往往在非强制性手段无效时采用[1]。

参考文献

［1］苏中华，张明，张怀晨，等.伴激越精神分裂症患者的

住院干预措施和治疗结局.中国心理卫生杂志，2016，30（7）：506–512.

52. 如何治疗以紧张症状群或精神运动性抑制为主的精神分裂症患者？

在开始治疗前，应明确诊断和排除各种器质性脑病、精神药物所致恶性综合征或药源性紧张症及心境障碍相关精神运动性抑制症状，然后开始治疗选择。首选无抽搐电休克治疗，也可选择静脉滴注舒必利。如能口服，也可使用口服液或口崩片剂型的抗精神病药。对于精神运动性抑制患者，应重视躯体营养状况及水、电解质平衡，应及时合并躯体支持治疗[1]。

参考文献

［1］赵靖平，施慎逊.中国精神分裂症防治指南.2版.北京：中华医学电子音像出版社，2015.

53. 如何治疗以阴性症状为主的精神分裂症患者？

阴性症状指精神功能的减退或缺失，包括情感平淡、言语贫乏、意志缺乏、无快感体验、注意障碍。临床首选第二代抗精神病药治疗，主要是指奥氮平、喹硫平、利培酮、帕利哌酮、阿立哌唑、齐拉西酮、氨磺必利等，与阳性症状为主患者比较，选择小剂量，更有利于阴性症状的改善。对于首选药物治疗无效者，可选择另外一种化学结构不同的第二代抗精神病药或者氯氮平治疗。阴性症状为主的患者药物治疗效果常不令人满意，预后不佳。临床上，单药治疗无效时，常采用联合治疗，依据患者病情选择具体方案，当前主要为氯氮平为主联合其他第二代抗精神病药，或以一种第二代抗精神病药为主联合小剂量氯氮平治疗[1]。

参考文献

[1]赵靖平，施慎逊.中国精神分裂症防治指南.2版.北京：中华医学电子音像出版社，2015.

54. 如何治疗以阳性症状为主同时伴抑郁等心境症状的精神分裂症患者？

阳性症状指精神功能的异常或亢进，包括幻觉、妄想、明显的思维形式障碍、反复的行为紊乱和失控。阳性症状患者通常给予如奥氮平、利培酮、帕利哌酮、氨磺必利、齐拉西酮、阿立哌唑等第二代抗精神病药，或第一代抗精神病药如舒必利，或谨慎使用氯氮平。如果治疗后抑郁、焦虑仍未有效缓解，可换用另一种第二代抗精神病药治疗[1]，也可考虑联合使用抗抑郁药治疗。如仍无效，可考虑联合改良电休克治疗（mECT）。

参考文献

[1]赵靖平，施慎逊.中国精神分裂症防治指南.2版.北京：中华医学电子音像出版社，2015.

55. 如何治疗以突出的自杀或自伤行为为主的精神分裂症患者？

自杀自伤行为是指不论有无想死的念头，不论何种原因，只要有故意伤害自己身体的行为，该行为可能导致死亡或身体伤害，包括自杀死亡、自杀未遂等[1]。精神分裂症患者是自杀高风险人群，其自杀率是普通人群的 20～50 倍，精神分裂症患者中有 15.8%～20% 有过自杀未遂史，有 10%～15% 最终死于自杀[2]。治疗通常以选择相对起效较快的第二代抗精神病药治疗为主，首选奥氮平、阿立哌唑、氨磺必利、齐拉西酮、利培酮或帕利哌酮等，自杀或自伤行为突出的患者，可联合 mECT 治疗。对于单用抗精神病药治疗临床症状未能控制者，且存在抑郁情绪相关的自杀、自伤行为时，可联合抗抑郁药物，待症状控制后可改为第二代抗精神病药治疗。如果自杀或自伤风险更多与精神病性症状相关，在安全性监测下，可换用另一种第二代抗精神病药如氯氮平治疗[3]，也可考虑使用第一代抗精神病药，如氟哌啶醇肌内注射治疗，或联合使用苯二氮䓬类药物治疗[4]。

参考文献

[1] 丁春红. 预见性护理干预措施对精神分裂症患者自杀自伤行为的影响. 中国继续医学教育，2016，8（18）：212-213.

[2] 杨孔军，肖水源，李学武，等. 精神分裂症患者住院期

间自杀自伤行为研究.四川精神卫生，2015，28（5）：430–435.

［3］孙来顺.精神分裂症的药物治疗.医学信息，2021，34（21）：42–45.

［4］赵靖平，施慎逊.中国精神分裂症防治指南.2版.北京：中华医学电子音像出版社，2015.

56. 精神康复治疗包括哪些方面？

美国精神康复协会2007年将精神康复定义为精神康复是促进被确诊患有严重影响功能的任何精神健康状况的个体复原、融入社会和提高生活质量。精神康复专注于个体发展技能和需要的资源，以提高他们成功和满意地生活、工作、学习和选择社会环境的能力。精神康复治疗包括心理教育、家庭干预、独立生活和社交技能训练、认知行为治疗（cognitive behavioral therapy，CBT）、认知矫正、艺术治疗、职业康复、支持性教育、支持性居住、同伴支持等，具体内容如下[1]：

（1）心理教育：心理教育内容不仅包括疾病的病因、症状表现、诊断、治疗和预后等，还涉及家庭支持、危机干预等方面的知识。心理教育的核心是通过教育增加患者和家属有关精神分裂症的知识，帮助其正确认识疾病，维护和增强患者及家属的心理健康。

心理教育可以在医院、社区或患者家中进行，可以仅家属参与，也可以患者和家属共同参与。

（2）家庭干预：家庭干预把治疗的重点放在改变

家庭成员的人际关系上，治疗的过程是去发现与个体精神障碍发生、发展有关的家庭内部因素。家庭干预主要包括：提高家庭对疾病的认识，支持、关心家庭中的照顾者，促进家庭中其他成员的成长，教会家庭一些具体的应对措施，促进家庭内部的交流，提高患者的服药依从性，减少对患者的指责和过度保护，建立对未来的自信心，鼓励家庭建立家庭以外的支持网，帮助家庭降低对疾病完全恢复的期望值。有效的家庭干预至少需要6个月，长期的家庭干预（大于9个月）可显示出持久的疗效。

归纳起来目前家庭干预有以下几种模式。

①心理教育性家庭治疗：教授有关精神疾病的性质、发展过程和治疗等方面的基本知识。

②危机取向家庭干预：主要是为了解决精神疾病急性期的问题而发展的，帮助家庭成员有效地识别当前存在的和将来可能发生的紧张因素或有潜在破坏倾向的事情，并提供可行的应对手段。

③行为模式的家庭治疗：应用行为或解决问题的方法，更注重于训练整个家庭成员解决内部问题和相互交往的技能。包括关于精神分裂症的教育内容；相互交流训练，如角色扮演练习、模仿、强化。

④问题解决训练：指导家庭成员进行结构性解决问题方法的训练。

⑤降低情感表达的治疗：其内容包括精神疾病的病因、症状、病程以及管理这类疾病的教育；采用高低情感表达两种家属在内的小组治疗过程，降低高情

感表达的患者家属对患者的指责性评价、敌意和过分介入等，从低情感表达的家属中学习经验；包括患者及家属在内的个别家庭治疗过程，在治疗师的帮助下学会在家庭中实际处理各种问题。

（3）独立生活和社交技能训练：目前，有两种较为成熟的独立生活和社交技能训练模式。

① Liberman R. P 的社会独立生活技能训练程式，该项训练程式包括基本交谈技巧、娱乐休闲、药物自我管理、症状自我管理 4 个模块。每一模块都设计了训练者手册、患者练习簿和示范录像带，专门教授一种技能。例如，在药物自我管理模块中，重点教会患者如何礼貌地向医生询问自己所服药物的种类、剂量和益处。

② Bellack 将精神分裂症患者社交技能缺陷的表现概括为：不会主动发起谈话、难以表达自身情感和解决现实问题的能力差等多个方面。社交技能模式将社交技能总结为以下三方面：接受技能、处理技能和表达技能。接受技能指准确判读社交信息的能力，包括对表情、声调、姿势和谈话内容、上下文关系等的察觉判断；处理技能包括对社交信息的分析，以及对当前信息和历史信息（包括对方以前的社交行为方式和自己的社交经验）的整合；表达技能是指合理的语言表述，恰当的姿势、表情、动作等。

（4）认知行为治疗（CBT）：精神分裂症的 CBT 与对抑郁症和焦虑症的治疗相似，由治疗师和患者一起制定共同目标，然后根据目标安排具体日程。这种结构式日程在治疗的开始即制定好。CBT治疗方式有两种：个别治疗和小组治疗，通常采用个别治疗。CBT的时间和频率要视患者个体情况及病情而定，经典治疗时间总共15~20 h，频率为每周或隔周1次，每次进行30~45 min。区别于对抑郁症和焦虑症的CBT治疗，精神分裂症的CBT治疗每次的时间更短些，可能会出现中断的情况，需要花更多的时间在家庭作业上，布置的作业要更具体，治疗目标要更灵活。对易激惹或混乱的患者应采用间断多次的治疗，对于存在有药物难治性症状的病例，治疗时间需要延长，可给予6~12个月共12~30次治疗。

（5）认知矫正：认知矫正是通过各种方法恢复或改善知觉、记忆、思维等认知功能。可以采用一对一的训练，也可以是以小组形式开展治疗；可以是单纯认知技能训练，也可以是认知技能训练与其他康复训练相结合。其治疗原则是早期开展简单任务训练，以后循序渐进，不断增加任务难度。

精神分裂症的认知训练包括几种训练模式，如认知增强治疗（cognitive enhancement therapy，CET）、神经心理教育式矫正治疗（neuropsychological educational approach to remediation，NEAR）、整体心理治疗（interpersonal psychotherapy，IPT）、社会认知训练（social cognition training，SCT）、计算机辅助认知功能康复（computer-assisted cognitive remediation，CACR）等。

（6）艺术治疗：艺术治疗是以艺术活动为中介的

一种非语言性心理治疗，通过艺术让患者产生自由联想来稳定和调节情感，消除负性情绪，为精神疾病的康复服务。艺术治疗包括：美术治疗、音乐治疗、舞动治疗、陶艺治疗、心理剧治疗等治疗形式。艺术治疗的缺点为急性期应用困难，无法强制性参与。

（7）职业康复：精神疾病康复工作者通过帮助出院后症状稳定的精神分裂症患者获取和维持职业，来帮助患者训练工作和社会技能，获取收入，增强自信和自我认同，提升生活质量，较好地回归社会。职业康复不仅是一种治疗方法，它还是一种系统，是帮助残疾人就业的重要领域。

为帮助精神疾病患者出院后重新找到工作，精神康复工作者设计开发了多种职业康复方法：日间治疗、庇护性就业、职业俱乐部、过渡性就业、支持性就业等。

（8）支持性教育：Unger 在 1990 年制定出 3 个支持性教育模式，分别是：①独立的教室：集中一批精神疾病患者一起学习统一的课程。②在校支持模式：帮助在校患有精神病的学生使用教学资源。③流动支持模式：由流动支持工作者提供个人化教育支持。

（9）支持性居住：这个模式的精髓是让患者可以在自己选择的社区里独立生活，强调社区融入和正常化，并同时得到持续和有弹性的专业支持。这些支持包括：每周 7 天每天 24 h 有职员帮助处理危机、经济援助、金钱管理协助、购买家具等。

（10）同伴支持：同伴支持是指具有相同生活环境、经历、文化和社会地位，具有共同关心话题的一些人，在相互尊重的基础上，一起进行情感交流、信息分享和支持反馈等的一种康复方法。针对精神分裂症患者，就是由康复良好的患者为其他患者提供的自助助人的康复服务，他们独有的患病和康复经历及其提供的服务传递均具有治疗意义。同伴支持服务可以在社区也可以在医院提供，其内容通常包括康复经验分享、疾病健康教育、情感支持、社交和生活技能交流学习等[2]。

参考文献

［1］赵靖平，施慎逊.中国精神分裂症防治指南.2版.北京：中华医学电子音像出版社，2015.

［2］新昕，马宁.重性精神疾病同伴支持服务现状.中国公共卫生，2014，30（5）：572–575.

第四章

特殊人群精神分裂症的治疗

57. 儿童青少年精神分裂症患者的药物治疗原则有哪些？

儿童青少年精神分裂症是指起病年龄＜18岁的一种病因未明，临床上以基本个性改变、特征性思维障碍、感知觉异常、情感与环境不协调、孤僻等表现为主要特征的精神障碍。现阶段对儿童青少年精神分裂症治疗的主要方法有：药物治疗、心理治疗、电休克治疗、音乐治疗、工娱治疗等，一般以药物治疗为主，在康复期辅以心理治疗。

（1）抗精神病药是儿童青少年精神分裂症谱系障碍的主要治疗方法：除氯氮平之外的第二代抗精神病药是青少年精神分裂症谱系障碍的首选治疗药物。帕利哌酮可用于治疗12岁以上的青少年，利培酮、阿立哌唑、奥氮平、喹硫平可用于治疗13岁及以上青少年精神分裂症患者[1-2]。

（2）抗胆碱能药、心境稳定剂或治疗共病药物（如抗抑郁、焦虑、强迫等）的辅助药物的使用可提高儿童青少年精神分裂症谱系障碍患者的疗效：辅助药物通常用于临床症状或副作用的处理，包括抗帕金森病药（EPSs的震颤、肌张力障碍等）、β受体阻滞剂（静坐不能）、心境稳定剂（情绪不稳定、攻击）、抗抑郁药（抑郁）及苯二氮䓬类药（焦虑、失眠、静坐不能）[1]。

（3）对于难治性儿童青少年精神分裂症患者（使用2种及以上的抗精神病药治疗仍失败），可考虑使用氯氮平[1]。

参考文献

[1] 阿怀红，柯晓燕. 美国《儿童青少年精神分裂症评估与治疗实践参考》介绍. 中华精神科杂志，2015，48（5）：315–318.

[2] 赵靖平，施慎逊. 中国精神分裂症防治指南. 2版. 北京：中华医学电子音像出版社，2015.

58. 国内获批治疗儿童青少年精神分裂症患者的药物有哪些?

国内批准治疗儿童青少年精神分裂症的几个抗精神病药以及临床疗效证据等参见表12，这些药物被批准使用的患者年龄范围主要是13～17岁，只有帕利哌酮的年龄下限延至12岁[1]。

表12　国内获批治疗儿童青少年精神分裂症的抗精神病药[1]

抗精神病药	帕利哌酮	阿立哌唑	利培酮[2]	氯氮平
适应年龄范围（岁）	12～17（体重≥29 kg）	13～17	13～17	（难治性精神分裂症）12岁以下不宜使用
起始剂量（mg/d）	3	2	0.5	12.5
推荐剂量（mg/d）	51 kg＞体重≥29 kg：3～6 体重≥51 kg：3～12	10	3	175～300
最大剂量（mg/d）	51 kg＞体重≥29 kg：6 体重≥51 kg：12	30	6	400
疗效证据	B级	B级	B级	C级
推荐级别	2级	2级	2级	3级

参考文献

［1］赵靖平，施慎逊.中国精神分裂症防治指南.2版.北京：中华医学电子音像出版社，2015.

［2］刘登堂，司天梅，郑毅，等.阿立哌唑临床应用专家建议.临床精神医学杂志，2021，31（5）：337–341.

59. 儿童青少年精神分裂症患者常用抗精神病药的不良反应有哪些?

临床疗效在不同药物或不同剂量之间的差异比较小,主要差异还是存在于这些药物的副反应方面。在选择抗精神病药时,主要的考虑因素是它们在不良反应与安全性方面的差异。儿童青少年患者常用抗精神病药物的不良反应参见表13。

表13 抗精神病药主要不良反应

抗精神病药	主要不良反应
帕利哌酮	EPS,静坐不能
阿立哌唑[1]	轻中度EPS
利培酮	高催乳素血症见于82%～87%的患者,EPS与剂量有关
氯氮平	粒细胞缺乏或减少,低血压、头晕、流涎、抽搐、心肌炎、镇静和体重增加,心电图QTc延长

EPS:锥体外系不良反应。

参考文献

[1] 刘登堂,司天梅,郑毅,等.阿立哌唑临床应用专家建议.临床精神医学杂志,2021,31(5):337-341.

60. 儿童青少年精神分裂症患者的非药物治疗手段有哪些?

(1)**心理治疗**:干预应该与药物治疗同时给予,

用于患者的策略包括关于疾病和治疗方案的心理教育、社交技能训练、复发预防、基本生活技能训练以及解决问题的技能或策略[1]。

（2）mECT 可以用于对药物治疗不敏感或不能耐受的儿童青少年精神分裂症患者[1]。

参考文献

[1] 阿怀红，柯晓燕．美国《儿童青少年精神分裂症评估与治疗实践参考》介绍．中华精神科杂志，2015，48（5）：315-318.

61. 老年精神分裂症患者的药物治疗原则是什么？

对于老年患者，推荐使用第二代抗精神病药治疗精神分裂症。

老年患者抗精神病药选用时需全面考虑，遵循以下原则[1]：①首先应对老年人的精神症状进行评估，明确是否需要使用药物治疗。②详细了解患者既往的用药史及药物不良反应情况。③选择恰当药物，给予适当剂量，起始剂量和增加剂量要小，缓慢加量，治疗剂量一般为青壮年患者剂量的 1/3 ~ 1/2。④尽量避免合并用药。⑤避免随意减药、停药和加量。⑥用药安全第一，根据药物不良反应来选用药物，即尽可能选用抗胆碱能和心血管系统不良反应少、镇静作用弱、无肝肾毒性的抗精神病药物。

参考文献

[1] 赵靖平，施慎逊. 中国精神分裂症防治指南. 2版. 北京：中华医学电子音像出版社，2015.

62. 老年精神分裂症患者常用抗精神病药剂量是什么？

老年患者选择抗精神病药物时要全面考虑，需要选择恰当药物，给予适当剂量，起始剂量和增加剂量要小，缓慢加量，治疗剂量一般为青壮年剂量的1/3 ~ 1/2，抗精神病药物用于老年患者时的具体剂量推荐参见表14[1]。

表14　抗精神病药用于老年患者时的剂量推荐[1]

药物	起始剂量（mg/d）	维持剂量（mg/d）
氟哌啶醇	0.25 ~ 0.50	0.25 ~ 4
阿立哌唑	2.5	2.5 ~ 15
氯氮平	6.25 ~ 12.5	6.25 ~ 400，缓慢滴注
奥氮平	2.5	2.5 ~ 15
喹硫平	25，睡前	50 ~ 400，睡前
利培酮	0.25 ~ 0.5，睡前	0.25 ~ 3，睡前
帕利哌酮[2, 3]	3	3 ~ 6
齐拉西酮	20，2次，随餐服用	20 ~ 80，2次，随餐服用

参考文献

[1] 赵靖平，施慎逊. 中国精神分裂症防治指南. 2版. 北

京：中华医学电子音像出版社，2015.

［2］司天梅，黄继忠，李晓白，等.帕利哌酮缓释片临床用药指导意见（第二版）.中国新药杂志，2016，25（9）：1029-1035.

［3］Madhusoodanan S，Zaveri D. Paliperidone use in the elderly. Curr Drug Saf，2010，5（2）：149-52.

63. 老年精神分裂症患者常用抗精神病药不良反应有哪些？

老年患者选择抗精神病药物时要遵循用药安全第一的原则，根据药物不良反应来选用药物，即尽可能选用抗胆碱能和心血管系统不良反应少、镇静作用弱和无肝肾毒性的药物。老年患者常用抗精神病药物的不良反应参见表15[1]。

表15 抗精神病药不良反应

药物[1]	不良反应[1]
氟哌啶醇	EPS、TD、NMS
阿立哌唑	头疼、激越、焦虑、失眠、嗜睡、静坐不能、体重增加、恶心、消化不良、便秘、呕吐
氯氮平	粒细胞缺乏、NMS、深部静脉血栓形成和肺栓塞、糖代谢紊乱、体重增加、血清肌酸激酶增高、血脂增高、癫痫、心动过速、意识模糊、镇静、头晕、流涎
奥氮平	体位性低血压、镇静、体重增加、糖代谢紊乱、血脂增高、抗胆碱能作用、震颤、失眠、静坐不能、TD、NMS

续表

药物[1]	不良反应[1]
喹硫平	镇静、体位性低血压、头晕、激越、失眠、头痛、NMS
利培酮	体位性低血压、心动过速、心电图改变、头晕、头痛、镇静、静坐不能、焦虑、EPS、TD、NMS
帕利哌酮[2, 3]	EPS、催乳素升高、失眠、嗜睡、体位性低血压、心动过速、上腹痛、口干、疲乏无力、头晕、头痛、EPS
齐拉西酮	EPS、嗜睡、头痛、头晕、静坐不能、恶心、QT间期延长

注：EPS，锥体外系不良反应；TD，迟发性运动障碍；NMS，神经阻滞剂恶性综合征。

参考文献

[1] 赵靖平，施慎逊.中国精神分裂症防治指南.2版.北京：中华医学电子音像出版社，2015.

[2] 司天梅，黄继忠，李晓白，等.帕利哌酮缓释片临床用药指导意见（第二版）.中国新药杂志，2016，25（9）：1029-1035.

[3] Madhusoodanan S，Zaveri D. Paliperidone use in the elderly. Curr Drug Saf，2010，5（2）：149-52.

64. 老年精神分裂症患者的非药物治疗方法有哪些？

针对老年期精神分裂症患者的治疗与年轻患者相

似，为药物治疗联合社会心理治疗。老年精神分裂症的首选治疗方法是药物治疗[1]。改良电休克治疗（mECT）是一种在电休克疗法的基础上经过改良的，借助麻醉技术，使患者在肌肉完全放松的状态下进行治疗的一种方法。采用改良电休克治疗老年精神分裂症和抑郁症患者，能够起到很好的治疗效果，对患者日后的护理也起着至关重要的作用。mECT对患者记忆的影响轻，是一种安全有效的治疗方法[2]。对精神分裂症患者在药物治疗基础上进行有效的心理干预治疗，能更好地改善病情，促进自知力的恢复及治疗依从性的提高[3]。

（1）改良电休克治疗[4]：对伴有明显抑郁自杀企图或兴奋躁动、拒食、木僵或幻觉妄想的患者，或药物治疗效果不明显的患者，如果患者的心肺功能等健全，可以考虑改良电休克治疗（mECT）。

（2）心理社会干预：患病初期可进行门诊治疗，调动家庭和社会提供心理援助和支持，消除其孤独感，增强治疗依从性。症状严重的患者建议住院治疗。

针对老年患者，在药物治疗的基础上，增加认知行为和社交技能训练。

参考文献

［1］宋珈莹，杨艳芬，龙丽娣．利培酮与奥氮平治疗老年精神分裂症效果分析．中国医药科学，2020，10（14）：88–90.

［2］江建忠．改良无抽搐电休克治疗在老年精神分裂症和抑

郁症患者中的应用效果观察.世界最新医学信息文摘，2018，18（74）：47.

［3］丁宁，梁可美，李业平，等.团体心理治疗对老年精神分裂症患者服药依从性的影响.安徽医学，2016，37（02）：212-213.

［4］赵靖平，施慎逊.中国精神分裂症防治指南.2版.北京：中华医学电子音像出版社，2015.

65. 老年精神分裂症患者合并躯体疾病的选药策略是什么？

老年人常伴有躯体疾病，如高血压、冠心病、糖尿病等，且有听力和视力等的下降，这些因素会影响精神分裂症的病情、治疗和预后。因此，积极治疗躯体疾病是一个重要方面，同时要注意治疗药物间相互作用[1]。

（1）对心脏病患者，首选对心脏副作用小的药物，如利培酮、奥氮平、喹硫平等药物。避免使用强抗胆碱能药物或对肾上腺素能受体作用强的药物。用药剂量应尽可能减低，并监测心电图等。

（2）对肝病患者，宜选择低毒性高效价药物，如利培酮等，剂量宜减少，监测肝功能的变化。帕利哌酮很少经肝代谢，轻、中度肝损害不需要进行剂量的调整[2]。

（3）对肾病患者，抗精神病药治疗时应减少剂量。

（4）对糖尿病患者，尽量不用氯氮平、奥氮平等药物，宜换用其他对糖脂代谢不良影响小的抗精神病药治疗，加强血糖监测，并请内分泌科会诊。

参考文献

［1］赵靖平，施慎逊.中国精神分裂症防治指南.2版.北京：中华医学电子音像出版社，2015.

［2］司天梅，黄继忠，李晓白，等.帕利哌酮缓释片临床用药指导意见（第二版）.中国新药杂志，2016，25（9）：1029-1035.

66. 妊娠期抗精神病药物的安全分级是什么？

抗精神病药可通过胎盘或乳汁使胎儿或新生儿出现一些不良反应，如过度镇静、锥体外系不良反应、中毒，严重时可导致畸形，对神经行为也可能产生远期影响。但如果不用抗精神病药治疗，妊娠期病情不稳定，不仅可能会发生潜在胎盘不完整和胎儿中枢神经系统发育不良，而且会给患者自身带来危害，甚至自杀。故对妊娠期患者科学合理使用抗精神病药十分必要和重要[1]。

精神科常用药物的 FDA 妊娠安全分级参见表 16，绝大多数抗精神病药被划归为 B 级或 C 级药物[1]。

表 16　抗精神病药的 FDA 妊娠安全分级

安全分级	精神科药物
A	（无）
B	氯氮平
C	奥氮平，帕利哌酮，利培酮，喹硫平，齐拉西酮，阿立哌唑，氯丙嗪，奋乃静，氟哌啶醇
D	（无）

安全分级	精神科药物
X	（无）
不详	舒必利，氨磺必利

注：美国食品药品监督管理局（FDA）将妊娠期用药分为A、B、C、D、X 5大类。A类药物：已有充足对照研究未能证明妊娠期前3个月用该类药物会对胎儿造成风险。B类药物：充足动物试验未能证明该类药物会对胎儿造成风险，但没有充足人体对照研究。C类药物：动物实验已证明该类药物对胎儿会造成不良影响，且没有充足人体对照研究，但潜在利益仍支持妊娠期使用该类药物，尽管有潜在风险存在。D类药物：人体试验已证明该类药物对胎儿会造成不良反应，但潜在利益仍支持妊娠期使用该类药物，尽管有潜在风险存在。X类药物：动物实验和人体试验均证明该类药物对胎儿会造成不良反应，且妊娠期使用该类药物的风险明显大于潜在利益，妊娠期禁用。

在妊娠期要给予患者心理支持。产前建议服用维生素和叶酸，以减少胎儿神经管畸形的风险。

如果患者继续抗精神病药治疗，应给予最低有效剂量和分次服药。随着妊娠期体重、新陈代谢、排泄和体型变化，给药剂量也需要调整。避免使用利尿剂和低盐饮食，避免联合用药。常规监测妊娠糖尿病，避免体重过度增加。避免使用长效抗精神病药治疗。

参考文献

［1］赵靖平，施慎逊 . 中国精神分裂症防治指南 . 2 版 . 北京：中华医学电子音像出版社，2015.

67. 妊娠期用药安全注意事项有哪些？

抗精神病药在妊娠期的用药安全性应注意以下

几点[1, 2]:

（1）病情尚未完全稳定，服用较大剂量抗精神病药，无论是疾病本身或是药物都会对胎儿产生明显不良影响，应推迟妊娠。

（2）比起继续有效的药物治疗，停药导致的病情复发最终对母亲和胎儿的危害更大。

（3）正在接受有效抗精神病药治疗的患者，妊娠后一般不需要为"更安全"而更换药物。

（4）妊娠后通常建议避免使用长效制剂和抗胆碱能药物。

（5）对孕妇，诊断为精神分裂症的妊娠前3个月尽量避免使用所有药物（此时胎儿主要器官正在形成），除非利大于弊。使用已证实安全药物的最低有效剂量。

（6）有部分专业人员推荐在预产期之前5~10天中止抗精神病药的治疗，尽可能降低对新生儿的影响。但这一做法可能使母亲和婴儿处于危险中，需要慎重考虑。

（7）服药期间，应加强对血药浓度及婴儿的监测，补充叶酸和维生素K，一旦发现异常，即终止妊娠。

参考文献

[1] 朱怡康，李春波，王继军，等.抗精神病药在妊娠期的用药安全性.中华精神科杂志，2011，44（2）：116-118.

[2] 翟倩，张国富，刘敏，等.妊娠期抗精神病药物的合理

应用．中国全科医学，2019，22（30）：3701-3708.

68. 围产期精神分裂症患者的治疗注意事项有哪些?

产科医师对于产妇服用的抗精神病药，应该保持警觉。如果是第一代抗精神病药，那么在新生儿出生后的几天内应监测其锥体外系反应。如果产妇服用氯氮平，那么需要复查新生儿的血中性粒细胞[1]。

参考文献

[1] 赵靖平，施慎逊．中国精神分裂症防治指南．2版．北京：中华医学电子音像出版社，2015.

69. 哺乳期精神分裂症患者的治疗需注意什么?

产后精神症状复发风险高，原来的药物治疗需要继续，停药者需要重新开始药物治疗。部分患者母亲为了绝对安全，将开始药物治疗的时间推迟至哺乳期结束后，然而会造成病情反复的风险升高。

（1）抗精神病药可分泌至乳汁，因此母亲接受抗精神病药治疗有可能通过乳汁影响婴儿健康[1]。

（2）服用氯氮平患者不宜母乳。阿立哌唑和喹硫平对于哺乳期妇女及其授乳婴儿相对安全。奥氮平的安全性尚不确定，尚需定期监测授乳婴儿的血药浓度。患者在哺乳期尽量不要接受多药联合治疗。

（3）服药期间哺乳需加强母乳和授乳婴儿的药物

浓度监测，密切关注婴儿的发育状况和其他可能出现的不良反应（锥体外系不良反应、镇静、粒细胞减少等）。

参考文献

[1] 刘娜，陆峥.重视围产期精神分裂症及其治疗.世界临床药物，2016，37（1）：13-15.

第五章 精神分裂症治疗的重要手段——抗精神病药长效针剂

70. 什么是长效针剂?

抗精神病药长效针剂可简称为长效针剂,通常是抗精神病药的酯化物。长效针剂通过肌肉或皮下注射后,大部分药物成分储存于注射部位,从注射部位缓慢吸收进入循环系统,从而保证患者体内血药浓度的稳定,进而降低复发及不良反应的风险[1, 2]。

参考文献

[1] Correll C U, Kim E, Sliwa J K, et al. Pharmacokinetic characteristics of long-acting injectable antipsychotics for schizophrenia: An Overview. CNS Drugs, 2021, 35 (1): 39-59.

[2] De Risio A, Lang A P. History and therapeutic rationale of long acting antipsychotics. Curr Clin Pharmacol, 2014, 9 (1): 39-52.

71. 第一代长效针剂如何维持稳定疗效？

　　第一代抗精神病药长效针剂，如氟哌啶醇癸酸酯注射液和氟奋乃静癸酸酯注射液，是药物以与酯类结合的形式溶解在芝麻油中注射使用。芝麻油经注射进入肌肉，药物逐渐从油媒介物中扩散进入周围组织，限速步骤为药物的扩散速度；药物一旦进入组织即迅速水解，将母体药物释放出来。同时，长效化合物在两次注射之间也不断地吸收。经过多次注射的患者同时从多个注射部位吸收药物。因此，长效药物达到稳态所需的时间要长得多，其消除也慢得多。如氟哌啶醇癸酸酯注射液和氟奋乃静癸酸酯注射液需要约 3 个月达到稳态，停止治疗数月后仍能检测到相当水平的血药浓度[1]。

参考文献

[1] 赵靖平，施慎逊. 中国精神分裂症防治指南. 2 版. 北京：中华医学电子音像出版社，2015.

72. 第二代长效针剂如何维持稳定疗效？

　　第二代抗精神病药长效针剂，如棕榈酸帕利哌酮注射剂，是帕利哌酮和棕榈酸通过酯化反应，形成帕利哌酮棕榈酸酯，经过肌内注射后缓慢溶解，小颗粒先溶解，大颗粒后溶解，随后棕榈酸帕利哌酮被酯酶完全水解为帕利哌酮。在注射后的 4 天达到有效的血浆治疗浓度。单次注射药物后，药物从第 1 天开始释放，持续释放时间最长可达注射后第126天，大约在注射后第13天帕利哌酮达到血浆峰浓度[1-2]。

注射用利培酮微球（Ⅱ）首次注射，药物微球可快速释放，其活性成分的血药浓度迅速增加。注射后通过水合作用、药物扩散及聚合物溶蚀3个阶段实现药物稳定释放，稳定释放可持续4～5周。多次注射25 mg达到稳态后，持续发挥药物疗效。末次注射后，血药浓度可维持治疗水平达2～4周，4～6周药物彻底清除[3]。

奥氮平双羟萘酸盐单水合物在注射前即刻与制剂混合，混合后可形成供肌内注射的混悬液。在注射奥氮平双羟萘酸盐混悬液后，盐缓慢解离。注射后即刻开始吸收，并以缓慢、持久的方式，遵循吸收速度限制的药代动力学，在2～4周的时间内继续吸收。一般在注射后第1周内达到奥氮平血浆峰浓度，即将开始下次注射前处在谷浓度水平。开始治疗大约3个月后达到长效制剂的稳态浓度[1]。

阿立哌唑水合物的混悬液在注射部位形成1个药物贮库，通过难溶性药物的缓慢溶解、释放和吸收，产生长效缓释的作用。单次肌注后，阿立哌唑的血药浓度逐渐上升，多于5～7天达到最高血药浓度。每4周注射300 mg或400 mg的阿立哌唑长效注射剂，其平均终末消除半衰期分别为29.9天和46.5天，并在第4次肌注后进入稳态浓度。由于药物颗粒的低水溶性，局部注射后药物释放、吸收进入体循环的速度很慢，且有延迟，所以，在首次注射阿立哌唑水合物后2周内需同时口服阿立哌唑制剂[1, 4]。

参考文献

[1] 赵靖平，施慎逊．中国精神分裂症防治指南．2版．北京：中华医学电子音像出版社，2015.

[2] Pandina G，Lane R，Gopal S, et al. A double-blind study of paliperidone palmitate and risperidone long-acting injectable in adults with schizophrenia. Prog Neuropsychopharmacol Biol Psychiatry，2011，35（1）：218-226.

[3] 中华医学会精神医学分会精神分裂症协作组．注射用利培酮微球临床应用专家共识．中国心理卫生杂志，2023（8）：641-647

[4] 章俊麟，许真玉，代文兵．等．阿立哌唑长效注射剂研究进展．中国医药工业杂志，2019，50（10）：1153-1159.

73. 选择长效针剂治疗时需要考虑的因素有哪些？

2020年中国专家共识结合国内抗精神病治疗实际情况，建议选择国内患者人群循证数据充分、使用方便以及用药间隔时间更长的长效针剂。具体选择抗精神病药长效针剂治疗时需要考虑的因素，共识推荐参见表17[1]。

2022年《社区应用抗精神病药长效针剂治疗精神分裂症专家共识》推荐在使用长效针剂前综合考虑患者临床特点、长效针剂不良反应谱及注射特点（推荐等级：B）[1]。

表17 选择抗精神病药长效针剂治疗时需要
考虑的因素[1]

考虑因素	长效针剂的选择
患者的临床特点（如处于急性期）	考虑选择治疗起始阶段不需要补充口服药治疗的长效针剂，如棕榈酸帕利哌酮注射液或奥氮平长效针剂，以增强治疗方便性及提高患者依从性 考虑选择有充足急性期治疗数据的长效针剂，如棕榈酸帕利哌酮长效针剂
长效针剂的不良反应谱	如与代谢相关的不良反应为患者的主要关注点，则避免选择奥氮平长效针剂，可以考虑选择阿立哌唑长效针剂、棕榈酸帕利哌酮或利培酮长效针剂
长效针剂的注射特点	若注射的方便性是患者的关注点，则可考虑： 治疗起始阶段不需要补充口服药治疗的长效针剂，如棕榈酸帕利哌酮或奥氮平长效针剂 注射后不需要留观的长效针剂，如棕榈酸帕利哌酮长效针剂、利培酮长效针剂、阿立哌唑长效针剂 有多种剂量规格选择，可依据患者特点调整治疗剂量的长效针剂 不需要冷藏贮存、不需要配置注射液的长效针剂 注射间隔更长的长效针剂，如棕榈帕利哌酮酯注射液（3个月剂型）

参考文献

[1] 中华医学会精神医学分会精神分裂症协作组，中华医

学会全科医学分会.社区应用抗精神病药长效针剂治疗精神分裂症专家共识.中国全科医学，2022，25（29）：1-16.

74. 长效针剂的适用人群有哪些?

目前国内获批的抗精神病药长效针剂适应证均为成年精神分裂症患者。长效针剂适用于精神分裂症病程的各个阶段，以下表18是近年来国际及国内精神分裂症相关指南及专家共识中关于长效针剂适用人群的推荐。

表18　国际及国内精神分裂症相关指南及专家共识中关于长效针剂适用人群的推荐

指南或共识名称	发表年份	适用人群
西班牙《精神分裂症和早期精神疾患临床指南》[1]	2009	当个体偏好 LAI 时可考虑使用
马来西亚《成人精神分裂症管理指南》[1]	2009	在患者依从性不佳时，优选 LAI
世界生物精神病学联合会《精神分裂症生物学治疗指南》[1, 2]	2012	为预防患者复发，可以选择 LAI FGA 以及利培酮 LAI；同时有证据支持可以选择帕利哌酮 LAI、奥氮平 LAI 对于首发精神分裂症患者，可以考虑使用 LAI LAI 可以作为口服药物的替代选择

续表

指南或共识名称	发表年份	适用人群
苏格兰《精神分裂症管理指南》[1]	2013	在患者依从性不佳或个体偏好 LAI 时可考虑使用
加拿大《抗精神病药长效针剂治疗推荐》[3]	2013	在疾病的**各个阶段**可考虑 LAI 的使用
法国《抗精神病药长效针剂治疗严重精神病性障碍的使用和管理指南》[4]	2013	二代抗精神病药 LAI 推荐用于**首发患者**的维持治疗和病程早期患者的治疗 一代抗精神病药 LAI 不推荐用于病程早期患者
英国《成人精神病和精神分裂症：治疗和管理》[1]	2014	当患者个体偏好 LAI 或避免不依从作为治疗计划一部分时，优选 LAI
澳大利亚及新西兰《RANZCP临床实践指南：精神分裂症及相关障碍的管理》[5]	2016	偏好 LAI、有不依从风险或对口服药反应不佳的患者长效针剂应在精神分裂症的**病程早期**使用
美国《精神病学协会实践指南》[6]	2020	建议对依从性差或依从性不确定的患者及主动选择 LAI 的患者，给予长效针剂治疗（推荐等级：2B）

续表

指南或共识名称	发表年份	适用人群
中国《抗精神病药长效针剂治疗精神分裂症的专家共识》[7]	2020	第二代抗精神病药长效针剂可作为急性期和维持期精神分裂症患者的一线治疗策略 第一代抗精神病药长效针剂在第二代抗精神病药疗效不佳时，可考虑作为二线治疗策略用于急性期患者的治疗 在维持治疗期，若患者偏好或者出于价格考虑，第一代抗精神病药长效针剂也可作为一线治疗策略考虑 第二代抗精神病药长效针剂可作为一线治疗策略用于精神分裂症首次发病患者和病程早期患者的治疗 第一代抗精神病药长效针剂对于首次发病患者和病程早期患者，仅作为三线治疗策略考虑
中国台湾《精神分裂症长效针剂专家共识》[8]	2021	LAI对患者的整体疗效优于口服药物 LAI应作为所有精神分裂症患者的治疗选择之一 对于**首发精神分裂症**患者，可考虑使用LAI 在急性发作期和患者病情稳定后，可考虑使用LAI 难治性精神分裂症可以考虑使用LAI

续表

指南或共识名称	发表年份	适用人群
中国香港《精神分裂症长效注射抗精神病药物的临床理解和使用指南：香港共识声明》[9]	2021	急性期或有复发迹象的患者推荐使用 LAI，尤其是患有严重精神疾病、缺乏自知力、缺乏支持性照料者或可能存在药物依从性问题的患者
中国《社区应用抗精神病药长效针剂治疗精神分裂症专家共识》[10]	2022	精神分裂症各个阶段均可考虑使用长效针剂，越早使用，患者获益可能越多（推荐等级：A）

注：LAI：long-acting injectable antipsychotics，长效注射抗精神病药。

参考文献

［1］Keating D，McWilliams S，Schneider I，et al. Pharmacological guidelines for schizophrenia：a systematic review and comparison of recommendations for the first episode. BMJ Open，2017，7（1）：e013881.

［2］Hasan A，Falkai P，Wobrock T，et al. World Federation of Societies of Biological Psychiatry（WFSBP）guidelines for biological treatment of schizophrenia，part 2：update 2012 on the long-term treatment of schizophrenia and management of antipsychotic-induced side effects. World J Biol Psychiatry，2013，14（1）：2-44.

［3］Malla A，Tibbo P，Chue P，et al. Long-acting injectable antipsychotics：recommendations for clinicians. Can J

Psychiatry, 2013, 58（5 Suppl 1）: 30S－35S.

［4］Llorca PM, Abbar M, Courtet P, et al. Guidelines for the use and management of long-acting injectable antipsychotics in serious mental illness. BMC Psychiatry, 2013, 13: 340.

［5］Galletly C, Castle D, Dark F, et al. Royal Australian and New Zealand College of Psychiatrists clinical practice guidelines for the management of schizophrenia and related disorders. Australian & New Zealand Journal of Psychiatry, 2016, 50（5）410－472.

［6］American Psychiatric Association. The American Psychiatric Association practice guideline for the treatment of patients with schizophrenia. Washington, DC: American Psychiatric Association, 2021.

［7］司天梅, 李凌江. 抗精神病药长效针剂治疗精神分裂症的专家共识. 中华精神科杂志, 2020, 53（2）: 99-110.

［8］KC Yang, YT Liao, YK Yang, et al. Evidence-based expert consensus regarding long-acting injectable antipsychotics for schizophrenia from the Taiwanese society of biological psychiatry and neuropsychopharmacology（TSBPN）. CNS Drugs, 2021, 35（8）: 893-905.

［9］Wong MMC, Chung AKK. Yeung TMH, et al. Guidance on the clinical understanding and use of long-acting injectable antipsychotics in schizophrenia: Hong Kong consensus statements. CNS Neurosci Ther, 2021, 27 Suppl 1（Suppl 1）: 5-11.

［10］中华医学会精神医学分会精神分裂症协作组，中华医学会全科医学分会．社区应用抗精神病药长效针剂治疗精神分裂症专家共识．中国全科医学，2022，25（29）：1–16.

75. 长效针剂使用禁忌证有哪些？

使用每种药物之前都要了解它的禁忌证，抗精神病药物长效针剂也不例外，常用抗精神病药物长效针剂的使用禁忌证参见表19。氟哌啶醇癸酸酯注射液禁用于基底神经节病变、帕金森病、严重中枢神经抑制状态、骨髓抑制、青光眼、重症肌无力及对本品过敏者；氟奋乃静癸酸酯注射液禁用于怀疑或确诊有皮质下脑损伤的患者、接受大剂量催眠药物的患者、昏迷或严重抑郁状态的患者、存在恶病质或肝损害的患者以及对氟奋乃静过敏的患者。第二代抗精神病药则主要禁用于对药物成分或辅料过敏的患者，另外奥氮平双羟萘酸盐长效注射剂不能用于已知有窄角性青光眼危险的患者。

表19　抗精神病药长效针剂使用禁忌证

抗精神病药物	禁忌证
第一代抗精神病药	
氟哌啶醇癸酸酯注射液	基底神经节病变、帕金森病、严重中枢神经抑制状态、骨髓抑制、青光眼、重症肌无力及对本品过敏者禁用

续表

抗精神病药物	禁忌证
氟奋乃静癸酸酯注射液	怀疑或确诊有皮质下脑损伤的患者、接受大剂量催眠药物的患者、昏迷或严重抑郁状态的患者、存在恶病质或肝损害的患者以及对氟奋乃静过敏的患者禁用（吩噻嗪衍生物可能产生交叉过敏反应）
第二代抗精神病药	
注射用利培酮微球（Ⅱ）	已知对利培酮、帕利哌酮或制剂中任何辅料过敏的患者禁用
棕榈酸帕利哌酮注射液（一个月剂型）	已知对帕利哌酮、利培酮或制剂中任何辅料有超敏反应的患者禁用
棕榈帕利哌酮酯注射液（三个月剂型）	已知对帕利哌酮、利培酮或制剂中任何辅料有超敏反应的患者禁用
奥氮平双羟萘酸盐长效注射剂	已知对制剂中任何成分有超敏反应的患者禁用，已知有窄角性青光眼危险的患者禁用
阿立哌唑长效注射剂	已知对阿立哌唑有超敏反应的患者禁用

76. 开始使用长效针剂治疗前需要做哪些检查检验?

2022 年《社区应用抗精神病药长效针剂治疗精神分裂症专家共识》[1]推荐：使用前评估指标包括常规的生命体征、躯体疾病，同时还需要评估潜在的与治疗药物相关的不良反应（推荐等级：A）。

使用抗精神病药前基线评估主要是监测患者生命

体征及躯体疾病，包括患者身高、体重、血常规、肝肾功能及女性妊娠试验等；使用抗精神病药前还需要评估潜在的与治疗药物相关的不良反应，同时还需要评估疾病相关家族史，如代谢障碍和心血管病风险；了解既往治疗用药过程和结果（药物剂量及使用时间、疗效、不良反应和依从性）；如果决定使用长效针剂治疗，药物选择方面与口服药物的选择方面类似，考虑既往的治疗反应、耐受性、药理学和不良反应，同时兼顾患者对注射频率、注射类型和位置相关的特定偏好；由于社区医院人员配备及医疗设备的局限性，长效针剂使用前的评估内容视当地情况调整；在对患者进行治疗方案选择前的评估时，如发现存在肇事肇祸风险或者弱监护等问题，建议优先选择长效针剂[1]。

2017 年一项抗精神病药所致高催乳素血症处理流程国际指南提倡在抗精神病药治疗前即测量患者的催乳素水平，以获得其基线数值方便后续对比监测。若患者在后续治疗中催乳素水平高于正常上限，则需进行鉴别排查[2-3]。

参考文献

[1] 中华医学会精神医学分会精神分裂症协作组，中华医学会全科医学分会.社区应用抗精神病药长效针剂治疗精神分裂症专家共识.中国全科医学，2022，25（29）：1-16.

[2] Grigg J，Worsley R，Thew C，et al. Antipsychotic-induced hyperprolactinemia：synthesis of world-wide guidelines and

integrated recommendations for assessment, management and future research. Psychopharmacology (Berl), 2017, 234 (22): 3279-3297.

[3] 司天梅，李凌江.抗精神病药长效针剂治疗精神分裂症的专家共识.中华精神科杂志，2020，53（2）：99-110.

77. 国内上市的长效针剂有哪些？如何保存？

近年来多项指南推荐精神分裂症患者使用长效针剂治疗，国内上市的抗精神病药物长效针剂参见表 20。氟哌啶醇癸酸酯注射液及氟奋乃静癸酸酯注射液的保存强调避光；注射用利培酮微球则需 2~8 ℃冷藏；棕榈酸帕利哌酮注射液（一个月剂型及三个月剂型）30 ℃以下常温保存即可。

表 20　国内上市的抗精神病药长效针剂

抗精神病药物	商品名	保存方式
第一代抗精神病药		
氟哌啶醇癸酸酯注射液	哈力多	室温（25 ℃以下）贮藏，不要冷藏或冷冻，避光保存
氟奋乃静癸酸酯注射液	滴加	避光，密闭，凉暗处（不超过 20 ℃）保存
第二代抗精神病药		
注射用利培酮微球（Ⅱ）	瑞欣妥	2~8 ℃密闭保存
棕榈酸帕利哌酮注射液（一个月剂型）	善思达	30 ℃以下常温保存。请勿冷冻保存
棕榈帕利哌酮酯注射液（三个月剂型）	善妥达	30 ℃以下常温保存。请勿冷冻保存

78. 如何注射第一代长效针剂?

第一代长效针剂的注射强调深部、Z字轨道,并需限制注射体积。具体方法参见表21。

表21 第一代长效针剂的注射方法

长效针剂	注射方法
氟哌啶醇癸酸酯注射液、氟奋乃静癸酸酯注射液[1]	①深部肌内注射; ②Z字轨道注射; ③限制注射体积。

参考文献

[1] Abbas F, Rajab T, Alsamarrai O, et al. Fluphenazine decanoate (timing of administration) for people with schizophrenia. Cochrane Database Syst Rev, 2017 (10): CD012810.

79. 如何注射第二代长效针剂?

每一种长效针剂的注射特点都存在一定差异,使用前应遵照各长效针剂说明书中的操作规定进行注射。多种第二代长效针剂都要求一次性、缓慢肌内注射;另外棕榈酸帕利哌酮注射液在注射前务必震荡摇匀。

不同第二代长效针剂的具体注射方法参见表22。

表22　第二代长效针剂的注射方法

长效针剂	注射方法
注射用利培酮微球（Ⅱ）	①使用前目视检查有无异物和变色。 ②仅供肌内注射使用。 ③每剂药物都应一次性注射完毕，不能分次注射。 ④缓慢地注入肌肉深部，不要将药物注入血管中。 ⑤应当使用附带的注射用针头进行肌内注射，每2周注射1次。
棕榈酸帕利哌酮注射液（一个月剂型）	①本品为白色至灰白色的混悬液。使用前目视检查有无异物和变色。 ②用力振摇注射器（至少振摇10 s），确保混悬剂分散均匀。 ③仅供肌内注射使用，不要将药物注射到血管内。 ④每剂药物都应一次性注射完毕，不能分次注射。 ⑤注射时，应缓慢地注入三角肌或臀肌深部。 ⑥必须使用本品包装盒中提供的针头进行本品注射。 ⑦选择三角肌注射时，应根据患者的体重情况确定所用的针头型号。应在两侧三角肌上交替进行注射。 ⑧在臀肌部位注射本品时，建议使用1.5 in（3.81 cm）的22号针头。应将药物注射到臀肌的外上部。应在两侧臀肌上交替进行注射。

续表

长效针剂	注射方法
棕榈帕利哌酮酯注射液（三个月剂型）	①本品内容物为白色或类白色的混悬液。给药前目视检查注射用药物制剂是否存在异物和褪色。 ②必须充分振摇注射器至少 15 s。充分振摇后 5 min 内进行本品注射。 ③本品仅用于肌内注射，避免因疏忽注入血管。 ④给药时应一次性完成注射，不应分多次进行。 ⑤缓慢注入三角肌或臀肌深处。 ⑥必须使用本品包装盒中提供的薄壁针进行本品注射。 ⑦进行本品三角肌注射的推荐针头大小取决于患者的体重，注射部位为三角肌中心，应在两侧三角肌上交替进行注射。 ⑧进行本品臀肌注射时，推荐采用 1.5 in（3.81 cm）的 22 号薄壁针头。注射部位为臀肌外上部。应在两侧臀肌上交替进行注射。

80. 第一代长效针剂的特征和用法用量是什么？

2020 年《抗精神病药长效针剂治疗精神分裂症的专家共识》建议：**每一种长效针剂的注射特点和用法用量都存在一定差异，使用前应遵照各长效针剂说明书中的用法用量和操作规定进行给药注射**[1]。第一代常见抗精神病药长效针剂的特征及用法用量见表 23。

表23　第一代常见抗精神病药长效针剂的
特征及用法用量[2]

项目	氟哌啶醇癸酸酯注射液	氟奋乃静癸酸酯注射液
适应证（中国）	精神病的维持治疗	用于急、慢性精神分裂症，对单纯型和慢性精神分裂症的情感淡漠和行为退缩症状有振奋作用，也适用于拒绝服药者及需长期用药维持治疗的患者
注射部位	肌内注射	肌内注射
起始剂量	50 mg	12.5～25.0 mg
维持剂量	50～100 mg；300 mg[a]	12.5～100.0 mg
注射频率	4周1次	说明书中未明确规定
起始治疗是否需补充口服药[b]	否	否
注射液重装配置[c]	是	是
冷藏储存[d]	否	否
注射后留观[e]	否	否

注：[a]FDA批准的关于氟哌啶醇癸酸酯注射液的说明书中治疗精神分裂症的剂量为50～100 mg，但是文献中提及的最高使用剂量可达300 mg/4周[3]；[b]初始启用长效针剂治疗时，根据针剂的药代动力学特征和药物释放的程度，是否需要在初始治疗时同时服用同活性成分的口服药物，以确保药物浓度在治疗浓度范围之内；[c]针剂注射之前是否需要配制注射液（将活性成分放入专门溶剂中溶解配置，再转移到注射器）；[d]注射液的储藏条件是否要求冷藏储存；[e]药监局是否对药物注射后有留观要求。

参考文献

[1] 中华医学会精神医学分会精神分裂症协作组.抗精神病

药长效针剂治疗精神分裂症的专家共识.中华精神科杂志，2020，53（2）：12.

[2] 中华医学会精神医学分会精神分裂症协作组，中华医学会全科医学分会.社区应用抗精神病药长效针剂治疗精神分裂症专家共识.中国全科医学，2022，25（29）：1-16.

[3] Correll CU，Citrome L，Haddad PM，et al. The use of long-acting injectable antipsychotics in schizophrenia：evaluating the evidence. J Clin Psychiatry，2016，77（suppl 3）：1-24.

81. 第二代长效针剂的特征和用法用量是什么？

2020 年《抗精神病药长效针剂治疗精神分裂症的专家共识》建议：**每一种长效针剂的注射特点和用法用量都存在一定差异，使用前应遵照各长效针剂说明书中的用法用量和操作规定进行给药注射**[1]。第二代常见抗精神病药长效针剂的特征及用法用量见表24。

表24　第二代常见抗精神病药长效针剂的特征及用法用量[2]

项目	注射用利培酮微球	棕榈酸帕利哌酮注射液（一个月剂型）	棕榈帕利哌酮酯注射液（三个月剂型）
适应证（中国）	急性/慢性精神分裂症，其他精神病性状态明显的阳性阴性症状。与精神分裂症有关的情感症状	精神分裂症的急性期和维持期	接受棕榈酸帕利哌酮注射液（一个月剂型）充分治疗至少4个月的精神分裂症患者

续表

项目	注射用利培酮微球	棕榈酸帕利哌酮注射液（一个月剂型）	棕榈帕利哌酮酯注射液（三个月剂型）
注射部位	三角肌/臀肌	三角肌（前2针）/臀肌	三角肌/臀肌
起始剂量	25.0 mg	第1针：150 mg eq[e]；第2针：100 mg eq	最后1针棕榈酸帕利哌酮注射液（一个月剂型）剂量的3.5倍
维持剂量	25 mg（可上调，最高不超过50 mg）	75 mg eq（可在25～150 mg eq范围调整）	175～525 mg eq
注射频率	2周1次	1个月1次（第2针与第1针间隔1周）	3个月1次
起始治疗是否需补充口服药[a]	否	否	否
注射液重装配置[b]	是	否	否
冷藏储存[c]	是	否	否
注射后留观[d]	否	否	否

注：[a]初始启用长效针剂治疗时，根据针剂的药代动力学特征和药物释放的程度，是否需要在初始治疗时同时服用同活性成分的口服药物，以确保药物浓度在治疗浓度范围之内；[b]针剂注射之前是否需要配制注射液（将活性成分放入专门溶剂中溶解配置，再转移到注射器）；[c]注射液的储藏条件是否要求冷藏储存；[d]药监局是否对药物注射后有留观要求；[e]剂量按照帕利哌酮计算，mg eq为帕利哌酮当量。

参考文献

[1] 中华医学会精神医学分会精神分裂症协作组.抗精神病
药长效针剂治疗精神分裂症的专家共识.中华精神科杂
志，2020，53（2）：12.

[2] 中华医学会精神医学分会精神分裂症协作组，中华医
学会全科医学分会.社区应用抗精神病药长效针剂治疗
精神分裂症专家共识.中国全科医学，2022，25（29）：
1-16.

82. 不同长效针剂与口服药物换算的等效剂量是多少？

2022年《社区应用抗精神病药长效针剂治疗精神分裂症专家共识》建议：既往曾使用相同分子口服药物的患者，参照相应长效针剂说明书进行转换，交叉换药或视症状控制情况短暂合用口服药物；如未曾使用过相同分子口服药物治疗，通常建议进行耐受性试验（推荐等级：C）。

不同长效针剂的低、中、高等效剂量参见表25，与各种抗精神病口服药物的等效剂量参见表26[1]。

表25 不同长效针剂的等效剂量资料[1, 2]

药物	低剂量	中剂量	高剂量
氟哌啶醇癸酸酯注射液	50 mg/4 周	100 mg/4 周	150～200 mg/4 周
氟奋乃静癸酸酯注射液	12.5 mg/4 周	25.0～37.5 mg/4 周	50～75 mg/4 周

续表

药物	低剂量	中剂量	高剂量
注射用利培酮微球	25 mg/2 周	37.5 mg/2 周	50 mg/2 周
棕榈酸帕利哌酮注射液（一个月剂型）	75 mg/4 周	100 mg/4 周	150 mg/4 周
棕榈帕利哌酯注射液（三个月剂型）	263 mg/12 周	350mg/12 周	525 mg/12 周

表 26　各种抗精神病口服药物的等效剂量资料[1]

药物	低剂量	中剂量	高剂量
第一代口服抗精神病药（FGAs）			
氯丙嗪	100 mg	200～300 mg	400～600 mg
氟奋乃静	2～6 mg	12～24 mg	30 mg
氟哌啶醇	2～4 mg	10～20 mg	40 mg
奋乃静	10 mg	20～40 mg	60 mg
舒必利	200～400 mg	500～800 mg	1000～1200 mg
第二代口服抗精神病药（SGAs）			
帕利哌酮缓释片	3 mg	6～9 mg	12 mg
利培酮	2 mg	4 mg	6 mg
奥氮平	5 mg	10～15 mg	20 mg
氨磺必利	400 mg	400～800 mg	1000～1200 mg
阿立哌唑	10～15 mg	20～25 mg	30 mg

药物	低剂量	中剂量	高剂量
氯氮平	200 mg	300 ~ 400 mg	600 mg
鲁拉西酮	40 mg	40 ~ 80 mg	80 mg
喹硫平	400 ~ 600 mg	500 ~ 600 mg	750 ~ 800 mg
齐拉西酮	80 ~ 120 mg	120 mg	160 mg

参考文献

［1］中华医学会精神医学分会精神分裂症协作组，中华医学会全科医学分会.社区应用抗精神病药长效针剂治疗精神分裂症专家共识.中国全科医学，2022，25（29）：1–16.

［2］孙海文，张莉莉，贾苗苗，等.帕利哌酮长效针剂在中国精神分裂症患者的药代动力学特征.临床精神医学杂志，2023，33（2）：113–118.

83. 口服利培酮或帕利哌酮如何转换为棕榈酸帕利哌酮注射液？

（1）**换药方式**：可以考虑立即停用口服药，并于次日注射棕榈酸帕利哌酮注射液；也可以较快速度交叉停药。但如果患者处于急性期，尤其是接受较高药物剂量治疗的患者，尽量避免立即或过快停用口服药物，以免引起患者的症状波动[1]。

（2）**换药剂量**：既往口服利培酮或帕利哌酮缓释片的患者换用棕榈酸帕利哌酮注射液，建议常规接受负荷剂量方案（第 1 天 150 mg，第 8 天 100 mg），三角肌注射[1]。

参考文献

[1] 中华医学会精神医学分会精神分裂症协作组，中华医学会全科医学分会.社区应用抗精神病药长效针剂治疗精神分裂症专家共识.中国全科医学，2022，25（29）：1-16.

84. 其他口服抗精神病药如何转换为棕榈酸帕利哌酮注射液？

（1）**换药方式**：鉴于多数口服抗精神病药的半衰期不到 3 天，所以棕榈酸帕利哌酮注射液应该按照推荐的负荷给药模式使用（第 1 天 150 mg，第 8 天 100 mg）。原口服抗精神病药物逐渐减量，若口服阿立哌唑、齐拉西酮、氨磺必利或第一代药物，建议 1~2 周内完成减量和停药，若口服具有较强镇静作用和（或）抗胆碱能作用的氯氮平、奥氮平或喹硫平，建议交叉换药的时间更长，一般需 2~4 周，氯氮平可能需更长的时间，有时甚至为长期小剂量合用[1]。

（2）**换药剂量**：除利培酮和帕利哌酮之外的口服抗精神病药缺少与棕榈酸帕利哌酮注射液之间等效剂量的资料。一般可基于不同药物低中高剂量的等效剂量换算并酌情调整（参考第五章第 82 问）。建议在专业医疗机构或专科医生指导下进行[1]。

参考文献

［1］中华医学会精神医学分会精神分裂症协作组，中华医学会全科医学分会.社区应用抗精神病药长效针剂治疗精神分裂症专家共识.中国全科医学，2022，25（29）：1-16.

85. 其他针剂如何转换为棕榈酸帕利哌酮注射液？

（1）换药方式：既往使用利培酮微球或其他第一代抗精神病药长效针剂治疗的患者，可以在下次注射时直接换用等效剂量的棕榈酸帕利哌酮注射液，无需使用推荐的负荷给药模式。如果换药过程中病情出现波动，可以短暂合用帕利哌酮缓释片、利培酮片等药物[1]。

（2）换药剂量：棕榈酸帕利哌酮注射液的月剂量是长效利培酮微球针剂剂量的2倍[1]。

参考文献

［1］中华医学会精神医学分会精神分裂症协作组，中华医学会全科医学分会.社区应用抗精神病药长效针剂治疗精神分裂症专家共识［J/OL］.中国全科医学，2022，25（29）：1-16.

86. 长效针剂在精神分裂症长期治疗中的推荐给药剂量是多少？

不同抗精神病药长效针剂长期治疗的推荐剂量存在差异，需要遵照指南和各长效针剂说明书的推荐剂量给药。一般来说多次发作精神分裂症患者的治疗剂量往往高于首发患者。具体推荐方案参见表 27。

表 27　抗精神病药长效针剂长期治疗推荐剂量

抗精神病药物	注射间隔	首发患者（mg）	多次发作患者（mg）
第二代抗精神病药[1]			
注射用利培酮微球*	2 周	25	25 ~ 50
注射用利培酮微球（Ⅱ）**	2 周	25	25 ~ 50
棕榈酸帕利哌酮注射液（一个月剂型）	4 周	25 ~ 75	25 ~ 150
棕榈帕利哌酮酯注射液（三个月剂型）	3 个月	最后 1 针棕榈酸帕利哌酮注射液（一个月剂型）剂量的 3.5 倍	最后 1 针棕榈酸帕利哌酮注射液（一个月剂型）剂量的 3.5 倍
第一代抗精神病药[1]			
癸酸氟哌噻吨	2 ~ 3 周	20 ~ 40	20 ~ 100
癸酸氟奋乃静	2 ~ 4 周	6.25 ~ 37.5	12.5 ~ 50
癸酸氟哌啶醇	4 周	50 ~ 100	100 ~ 200
癸酸奋乃静	2 ~ 4 周	12 ~ 100	50 ~ 200
癸酸珠氯噻吨	2 ~ 4 周	100 ~ 200	200 ~ 400

　*第一代注射用利培酮微球制剂在注射后释放缓慢，前 3 周必须同时口服利培酮补充治疗。**注射用利培酮微球（Ⅱ）进行了剂型的适当改进，不需要同时补充口服利培酮。[2]

参考文献

［1］赵靖平，施慎逊.中国精神分裂症防治指南.2版.北京：中华医学电子音像出版社，2015.

［2］中华医学会精神医学分会精神分裂症协作组.注射用利培酮微球临床应用专家共识.中国心理卫生杂志，2023（8）：641-647.

87. 长效针剂与口服药物联合应用的原则、方法和注意事项是什么？

针对长效针剂与口服药物联合应用，2022 年《社区应用抗精神病药长效针剂治疗精神分裂症专家共识》的推荐意见为[1]：

（1）精神分裂症治疗**推荐单一用药原则**，仅在特定及有限临床案例中采取联合用药治疗（推荐等级：A）。

（2）对于存在合并用药的精神分裂症患者，使用长效针剂时应综合考虑精神症状控制情况、合并症以及治疗疗效和安全耐受性（推荐等级：B）。

2020 年 APA 指南推荐[2]：当患者存在阴性症状或抑郁症状时，可在抗精神病药的基础上联用抗抑郁药增效治疗；针对存在紧张症的患者，可使用苯二氮草类药物治疗，如劳拉西泮；在联合用药过程中，如需进行剂量调整（以期更大的治疗获益或出现副作用需要处理），建议一次仅调整其中一种药物的剂量；另外，如果患者在使用固定剂量药物治疗时出现症状恶化，有必要重新规划现有治疗方案，并非在现有用药方案上简单地联用药物。

虽然长效针剂与口服抗精神病药的联合使用在临床上较为常见，但比较单用针剂与针剂联用口服药这两类治疗策略对患者获益程度影响的研究较少，且研究结果并不一致[3]。

2020年中国长效针剂专家共识推荐：若患者因症状波动等原因确实需要联用口服抗精神病药，建议在开始联用前对患者进行全面评估，以明确需要干预的靶症状，从而合理选择联用药物[3]。

需要考虑的因素包括联用药物对靶症状的疗效及安全性，患者是否耐受，以及联用药物和目前正在使用的长效针剂是否存在药物相互作用等，并应进行密切评估。若长效针剂已使用至最高治疗剂量仍需联合治疗，在此情况下可以在长效针剂与其他抗精神病药联合使用前和使用期间，考虑进行药物的血药浓度监测[3]。

参考文献

[1] 中华医学会精神医学分会精神分裂症协作组，中华医学会全科医学分会．社区应用抗精神病药长效针剂治疗精神分裂症专家共识．中国全科医学，2022，25（29）：1-16.

[2] American Psychiatric Association. The American Psychiatric Association practice guideline for the treatment of patients with schizophrenia. Washington，DC：American Psychiatric Association，2021.

[3] 中华医学会精神医学分会精神分裂症协作组．抗精神病药长效针剂治疗精神分裂的专家共识．中华精神科杂志，2020，53（2）：99-110.

88. 长效针剂使用过程中导致症状波动的潜在原因、风险因素及对策有哪些?

2022 年《社区应用抗精神病药长效针剂治疗精神分裂症专家共识》建议:长效针剂使用过程中出现症状波动,应首先探寻症状波动的可能原因,进而根据原因采取相应应对措施(推荐等级:C)[1]。

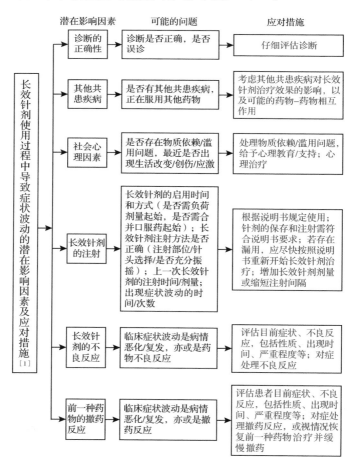

参考文献

[1] 中华医学会精神医学分会精神分裂症协作组，中华医学会全科医学分会.社区应用抗精神病药长效针剂治疗精神分裂症专家共识.中国全科医学，2022，25（29）：1-16.

89. 如何处理使用抗精神病药长效针剂期间出现的精神病发作？

2021 年中国台湾地区《精神分裂症长效针剂专家共识》给出 6 条建议[1]：

（1）联用另一种成分的口服抗精神病药（76.9%）。

（2）联用同一种成分的口服抗精神病药（69.2%）。

（3）缩短给药间隔和（或）增加当前 LAI 剂量（61.5%）。

（4）联用心境稳定剂或锂盐（53.8%）。

（5）联用或换用氯氮平（23.1%）。

（6）联用另一种抗精神病药 LAI（15.4%）。

如出现严重的精神病发作，应转至专业医疗机构进行治疗。

参考文献

[1] Yang KC，Liao YT，Yang YK，et al. Evidence-based expert consensus regarding long-acting injectable antipsychotics for schizophrenia from the Taiwanese society of biological psychiatry and neuropsychopharmacology（TSBPN）. CNS Drugs，2021，35（8）：893-905.

90. 漏用棕榈酸帕利哌酮注射液（一个月剂型）如何处理？

短期内（几天）漏用或延迟长效针剂（long-acting injectable，LAI）的注射对整体疗效影响不大。然而，如果经常性漏用则会影响抗精神病药的药代动力学，并且可能导致精神病症状复发的风险[1]。

（1）**应避免药物漏用**：建议在给予首剂药物1周后注射第2剂本品。为了避免药物漏用，可以在预定的时间点（首次给药后1周）之前4天内或之后4天内给予第2剂药物。同样，建议从第3剂药物开始每月给药1次。为了避免药物漏用，患者可以在每月计划的给药时间之前7天至之后7天时间窗内给药。

（2）**第2剂漏用的管理**：如果错过本品第2剂的目标注射日期（1周±4天），根据距离首次注射后的间隔时间重新开始给药。第2剂漏用的情况下，请按照以下说明进行给药。

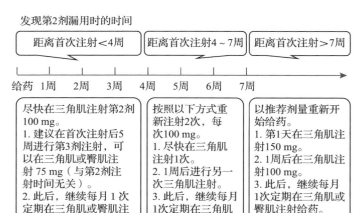

发现第2剂漏用时的时间

距离首次注射<4周	距离首次注射4~7周	距离首次注射>7周
给药 1周 2周 3周 4周 5周 6周 7周		
尽快在三角肌注射第2剂100 mg。 1. 建议在首次注射后5周进行第3剂注射，可以在三角肌或臀肌注射75 mg（与第2剂注射时间无关）。 2. 此后，继续每月1次定期在三角肌或臀肌注射给药。	按照以下方式重新注射2次，每次100 mg。 1. 尽快在三角肌注射1次。 2. 1周后进行另一次三角肌注射。 3. 此后，继续每月1次定期在三角肌或臀肌注射给药。	以推荐剂量重新开始给药。 1. 第1天在三角肌注射150 mg。 2. 1周后在三角肌注射100 mg。 3. 此后，继续每月1次定期在三角肌或臀肌注射给药。

（3）维持剂量漏用的管理：

发现维持剂量漏用的时间

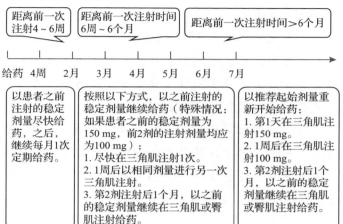

维持剂量漏用的情况下，请按照以上说明进行给药。

参考文献

［1］Allison W，Caroline P. A review of the efficacy and tolerability of antipsychotic long-acting injections. Prog Neurol Psychiatry，2016，20：22-28.

91. 漏用棕榈帕利哌酮酯注射液（三个月剂型）如何处理？

短期内（几天）漏用或延迟长效针剂（LAI）的注射对整体疗效影响不大。然而，如果经常性漏用则会影响抗精神病药的药代动力学，并且可能导致精神病症状复发的风险[1]。

（1）给药时间窗：应避免漏用本品。如有必要，患者可在3个月一次的给药时间点2周前至2周后时间窗内接受注射。

（2）发现漏用药物时，为末次注射后3.5个月至4个月：如距离本品末次注射的时间已超过3.5个月（但少于4个月），应尽快按上一次剂量进行本品给药，然后再继续进行3个月一次的注射。

（3）发现漏用药物时，为末次注射后4个月至9个月：如距离本品末次注射的时间已达到4个月至9个月（含9个月），则不得进行下一次本品给药。应按照下表28所示，采取重启给药方案。

表28　棕榈帕利哌酮酯注射液（三个月剂型）漏用处理方案

本品末次给药剂量	先进行棕榈酸帕利哌酮注射液（一个月剂型）给药两次，给药时间间隔一周（三角肌注射）		随后再进行本品（三个月剂型）给药（三角肌[a]或臀肌注射）
	第1天	第8天	第8天后的1个月
175 mg	50 mg	50 mg	175 mg
263 mg	75 mg	75 mg	263 mg
350 mg	100 mg	100 mg	350 mg
525 mg	100 mg	100 mg	525 mg

[a] 根据体重选择三角肌注射针头，见使用说明。

（4）发现漏用药物时，为末次注射后9个月以上：如距离本品末次注射的时间已超过9个月，则应重启棕榈酸帕利哌酮注射液（一个月剂型）的给药治疗，详情见该产品的说明书。在患者已接受棕榈酸帕利哌酮注射液（一个月剂型）至少 4 个月充分治疗后，再恢复本品三个月剂型的使用。

参考文献

［1］Allison W，Caroline P. A review of the efficacy and tolerability of antipsychotic long-acting injections. Prog Neurol Psychiatry，2016，20：22-28.

92. 漏用注射用利培酮微球如何处理？

短期内（几天）漏用或延迟长效针剂（LAI）的注射对整体疗效影响不大。然而，如果经常性漏用则会影响抗精神病药的药代动力学，并且可能导致精神病症状复发的风险[1]。

（1）未达到稳定期且距上次注射＞2 周：尽快接受下一次注射并联合口服药物 3 周[2]。

（2）在稳定期且距上次注射≤6 周：尽快接受下一次注射[2]。

（3）在稳定期且距上次注射＞6 周：尽快接受下一次注射并联合口服药物 3 周[2]。

另外，注射用利培酮微球（Ⅱ）说明书指出：目前尚未进行本品中断后重新使用的研究。如果患者的临床症状比较稳定，中断后重新使用本品的剂量可以与中断前的剂量相同。

参考文献

[1] Allison W，Caroline P. A review of the efficacy and tolerability of antipsychotic long-acting injections. Prog Neurol Psychiatry，2016，20：22-28.

[2] Carpenter J，Wong K K . Long-acting injectable antipsychotics：What to do about missed doses. Current Psychiatry，2018，17（7）：11-19.

93. 漏用氟哌啶醇癸酸酯注射液如何处理？

（1）在稳定期且距上次注射≤6周：患者应尽快接受下一次注射[1]。

（2）未达到稳定期或距上次给药6~12周：血药浓度水平可能低于治疗窗；尽快进行下一次注射；如果症状复发，提供口服抗精神病药补充治疗；注射后约第6天为药物浓度达峰时间，密切监测不良反应[1]。

（3）距上次注射≥13周：患者应口服抗精神病药稳定病情，重新开始氟哌啶醇癸酸酯注射液治疗[1]。

参考文献

[1] Carpenter J，Wong K K . Long-acting injectable antipsychotics：What to do about missed doses. Current Psychiatry，2018，17（7）：11-19.

94. 漏用氟奋乃静癸酸酯注射液如何处理？

（1）在稳定期且距上次注射≤6周：患者应尽快接

受下一次注射[1]。

（2）未达到稳定期或距上次给药 6～24 周：血药浓度水平可能低于治疗窗；尽快进行下一次注射；如果症状复发，提供口服抗精神病药补充治疗；在注射后的前 24 h 内（达峰时间），密切监测不良反应[1]。

（3）距上次注射＞24 周：患者应口服抗精神病药稳定病情，重新开始氟奋乃静癸酸酯注射液治疗[1]。

参考文献

［1］Carpenter J，Wong K K．Long-acting injectable antipsychotics：What to do about missed doses. Current Psychiatry，2018，17（7）：11-19.

95. 特殊人群应用长效针剂的总体原则是什么？

针对特殊人群应用长效针剂，2022 年《社区应用抗精神病药长效针剂治疗精神分裂症专家共识》中的推荐意见为[1]：

（1）≥65 岁老年患者或肝肾功能损害的患者用药，应结合肝肾功能情况，参考相应产品说明书调整药物剂量（推荐等级：C）。

（2）目前所有长效针剂均无儿童或青少年、孕妇及哺乳期适应证（推荐等级：C）。

参考文献

［1］中华医学会精神医学分会精神分裂症协作组，中华医学会全科医学分会.社区应用抗精神病药长效针剂治疗

精神分裂症专家共识. 中国全科医学，2022，25（29）：1–16.

96. 如何给老年患者应用长效针剂？

对于老年（＞65岁）患者，尤其是共病躯体疾病、联用多种药物者，从药代动力学角度出发，起始剂量应为成年人常规起始剂量的 1/4 ~ 1/2 [1]。

由于肝、肾功能损害在老年患者人群中较为常见，建议根据老年患者的肝肾功能参考各药品说明书考虑调整长效针剂的治疗剂量 [2]，具体见表29。

表29 老年精神分裂症患者选用长效针剂用法用量

抗精神病药物	用法用量
第一代抗精神病药	
氟哌啶醇癸酸酯注射液	慎用，酌情减少用量
氟奋乃静癸酸酯注射液	氟奋乃静用于老年人时应减量 与其他药物合用：同时应用吩噻嗪类药物，可能会增强阿托品或其他类似药物的作用，因为抗胆碱作用是相加的。可能发生麻痹性肠梗阻，尤其对于老年患者，有时甚至可以致命
第二代抗精神病药	
注射用利培酮微球（Ⅱ）	推荐剂量为25 mg肌内注射，每2周1次

续表

抗精神病药物	用法用量
棕榈酸帕利哌酮注射液（一个月剂型）	一般情况下，推荐肾功能正常的老年患者使用本品的剂量和肾功能正常的成年患者相同。由于老年患者有时会伴随肾功能下降，所以还应参考说明书中肾损害患者的推荐剂量，即成年人常规起始剂量的 $1/4 \sim 1/2$ 患有痴呆相关精神病老年患者禁用本品
棕榈帕利哌酮酯注射液（三个月剂型）	由于老年患者肾功能下降的概率更高，应对其肾功能进行监测并调整剂量 患有痴呆相关精神病老年患者禁用本品
奥氮平双羟萘酸盐长效注射剂	由于老年患者可能存在引起药代动力学清除率降低或药效学反应增加的因素，应考虑较低的起始治疗剂量
阿立哌唑长效注射剂	由于老年患者肝、肾、心脏功能下降，以及伴随疾病或其他药物治疗的频率更高，应谨慎选择药物剂量，通常起始治疗剂量较低

参考文献

［1］中华医学会精神医学分会精神分裂症协作组，中华医学会全科医学分会. 社区应用抗精神病药长效针剂治疗精神分裂症专家共识. 中国全科医学，2022，25（29）：1-16.

［2］中华医学会精神医学分会精神分裂症协作组. 抗精神病药长效针剂治疗精神分裂症的专家共识. 中华精神科杂志，2020，53（2）：12.

97. 如何给儿童青少年患者应用长效针剂？

目前所有抗精神病药长效针剂均无治疗儿童或青少年精神分裂症的适应证[1]。相对年轻的首发精神分裂症患者可能更容易出现体重增加及代谢综合征等不良反应，这有可能会影响抗精神病药的初始选择。针对该群体，使用较低的起始剂量或有助于改善患者继续治疗的意愿，从而提高依从性[2]。

参考文献

[1] 中华医学会精神医学分会精神分裂症协作组. 抗精神病药长效针剂治疗精神分裂症的专家共识. 中华精神科杂志，2020，53（2）：12.

[2] 中华医学会精神医学分会精神分裂症协作组，中华医学会全科医学分会. 社区应用抗精神病药长效针剂治疗精神分裂症专家共识. 中国全科医学，2022，25（29）：1-16.

98. 如何给围产期女性患者应用长效针剂？

目前所有抗精神病药均无治疗围产期女性患者的适应证[1]。如果患者妊娠期持续需要抗精神病药物治疗，应给予最低有效剂量和分次服药，避免使用长效针剂治疗。产后精神症状复发风险高，原来的药物治疗需要继续，停药者需要重新开始药物治疗[2]。

参考文献

[1] 中华医学会精神医学分会精神分裂症协作组. 抗精神病药长效针剂治疗精神分裂症的专家共识. 中华精神科杂

志，2020，53（2）：12.

［2］中华医学会精神医学分会精神分裂症协作组，中华医学
会全科医学分会．社区应用抗精神病药长效针剂治疗精神
分裂症专家共识．中国全科医学，2022，25（29）：1-16.

99. 如何给肝肾损害患者应用长效针剂?

第一代抗精神病药长效针剂慎用或禁用于肝肾功能损害患者；第二代抗精神病药长效针剂也缺少在肝肾损害患者中的系统研究数据，当患者存在肝肾功能损害时，建议参考各药品说明书考虑调整长效针剂的治疗剂量。肝肾损害患者应用长效针剂的具体用法用量参见表 30。

表 30　肝肾损害患者应用长效针剂的用法用量

抗精神病药物	用法用量
第一代抗精神病药	
氟哌啶醇癸酸酯注射液	肾功能不全、肝功能不全患者慎用
氟奋乃静癸酸酯注射液	存在肝损害时不能使用氟奋乃静癸酸酯注射液
第二代抗精神病药	
注射用利培酮微球（Ⅱ）	未在肝肾损害的患者中进行过本品的研究。如果肝肾损害的患者需要接受本品治疗，建议在第 1 周以每日 2 次，每次 0.5 mg 的剂量开始利培酮口服。第 2 周时可以给予每日 2 次，每次 1 mg 或 2 mg 的剂量。如果至少可以耐受 2 mg 的口服剂量，则可以每 2 周注射 1 次 25 mg 本品治疗

抗精神病药物	用法用量
棕榈酸帕利哌酮注射液（一个月剂型）	**在肾功能不全患者中的剂量调整：** 尚未在肾损伤患者中对本品进行系统的研究 对于轻度肾损害的患者（50 ml/min≤肌酐清除率＜80 ml/min）建议减低本品剂量，推荐本品的起始用药剂量为：第1天给予100 mg，1周后给予75 mg，这两剂药物均采用三角肌注射给药。之后每月注射50 mg，可以选择三角肌或臀肌部位给药 不推荐本品用于中度或重度肾损害患者（肌酐清除率＜50 ml/min） **在肝功能不全患者中的剂量调整：** 尚未在肝功能不全的患者中展开对本品的研究 根据一项对口服帕利哌酮的研究，轻度或中度肝功能不全的受试者不需要进行剂量调整 尚未在重度肝功能不全的患者中展开对帕利哌酮的研究
棕榈帕利哌酯注射液（三个月剂型）	**在肾功能不全患者中的剂量调整：** 尚未在肾功能不全患者中对本品展开系统性研究 不推荐中度或重度肾功能不全的患者（肌酐清除率＜50 ml/min）使用本品 轻度肾功能不全的患者（50 ml/min≤肌酐清除率＜80 ml/min）在使用本品前应先使用棕榈酸帕利哌酮注射液（一个月剂型）稳定病情，本品的剂量取决于此前接受棕榈酸帕利哌酮注射液（一个月剂型）的剂量

续表

抗精神病药物	用法用量
棕榈帕利哌酮酯注射液（三个月剂型）	**在肝功能不全患者中的剂量调整：** 尚未在肝功能不全的患者中展开对本品的研究 根据一项对口服帕利哌酮的研究，轻度或中度肝功能不全的受试者不需要进行剂量调整 尚未在重度肝功能不全的患者中展开对帕利哌酮的研究

100. 使用长效针剂后主要不良反应有哪些？

长效针剂的不良反应谱通常与其口服药物的不良反应谱相似，包括锥体外系不良反应（extrapyramidal side effect，EPS，如急性肌张力障碍、类帕金森综合征、静坐不能、迟发性运动障碍等）、代谢综合征、高催乳素血症等。另外，使用长效抗精神病药可能会在注射部位出现与注射有关的不良反应，包括疼痛、肿胀、发红或硬化等[1]。

参考文献

［1］中华医学会精神医学分会精神分裂症协作组，中华医学会全科医学分会. 社区应用抗精神病药长效针剂治疗精神分裂症专家共识. 中国全科医学，2022，25（29）：1-16.

101. 若使用长效针剂后出现EPS，应如何处理？

长效针剂的不良反应谱通常与其口服药的不良反

应谱相似，其中常见 EPS 包括急性肌张力障碍、类帕金森综合征、静坐不能、迟发性运动障碍等。通常建议选择较少引起 EPS 的药物预防相应不良反应的发生。如果发生，常见 EPS 的处理方案参见表 31[1]。

表 31　常见 EPS 的处理方案[1]

EPS	预防	治疗
急性肌张力障碍	选择较少引起 EPS 的药物；低剂量起始，缓慢逐步加量	口服或肌内注射抗胆碱能药物，肌内注射药物后未能缓解可 30 min 后重复给药；抗组胺药物；苯二氮䓬类药物
类帕金森综合征	选择引起类帕金森症状风险更小的药物，缓慢逐步加量	减量；换用引起帕金森症状风险更低的药物，如第二代抗精神病药；短期联合抗胆碱能药物
静坐不能	建议选择引起静坐不能更少的药物，缓慢逐步加量	减量；换用影响更小的第二代抗精神病药；视情况联用 β 受体阻滞剂（普萘洛尔 30～60 mg/d），慎用于心动过缓、有相关禁忌证的患者；联用抗胆碱能或苯二氮䓬类药物
迟发性运动障碍	建议选择引起迟发性运动障碍少的药物，并重视评估危险因素	减量；选择缬苯那嗪或氘代丁苯那嗪；可以考虑银杏叶提取物或氯硝西泮

参考文献

[1] 中华医学会精神医学分会精神分裂症协作组，中华医学会全科医学分会 . 社区应用抗精神病药长效针剂治疗精神

分裂症专家共识.中国全科医学，2022，25（29）：1-16.

102. 若使用长效针剂后出现代谢综合征，应如何处理？

所有患者在用药前要评估发生代谢综合征的风险，合理选用抗精神病药物，如患者偏胖或已有代谢方面的问题，应尽量选用对代谢影响小的药物，建议定期监测体重、血糖和血脂，建议患者调整饮食结构及生活方式，增加锻炼，必要时换药[1]。

对于代谢综合征的治疗，主要针对代谢综合征人群和代谢指标异常持续进展并影响治疗依从性的患者。需要强调的是，对已确诊的某种代谢疾病，包括高血压、高脂血症、糖尿病，按照相应疾病采取临床规范治疗，注意合并用药与抗精神病药的相互作用[2]。详见表32。

表32　代谢综合征的处理方案[1, 3]

疾病	预防	治疗
体重增加/肥胖	选用对体重影响小的药物；定期监测体重变化；当体重增加>7%时予以警示，并建议调整生活方式和饮食结构	生活方式干预（饮食控制、体育锻炼）；换药；加用二甲双胍（1000 mg/d）
血糖异常	选用影响小的药物；筛选影响血糖的危险因素，并进行空腹血糖及糖化血红蛋白检查；定期监测血糖	生活方式干预（饮食控制、体育锻炼）；换药；必要时降糖药治疗

续表

疾病	预防	治疗
血脂异常	选用影响小的药物；筛选引起血脂异常的相关危险因素，检查血脂全套；定期监测血脂	生活方式干预（饮食控制、体育锻炼）；换药；必要时降脂药治疗

参考文献

［1］中华医学会精神医学分会精神分裂症协作组，中华医学会全科医学分会.社区应用抗精神病药长效针剂治疗精神分裂症专家共识.中国全科医学，2022，25（29）：1-16.

［2］于欣，司天梅，石川，等.精神分裂症患者代谢综合征管理的中国专家共识.中华精神科杂志，2020，53（1）：3-10.

［3］姚淑敏，李占江.非典型抗精神病药所致血脂异常的研究进展.中国新药杂志，2011，20（11）：999-1003.

103. 若使用长效针剂后出现高催乳素血症，应如何处理？

对于高催乳素血症的治疗，研究人员提倡在抗精神病药治疗前即测量患者的催乳素水平，以获得其基线数值，方便后续对比监测。若患者在后续治疗中，催乳素水平高于正常上限，则需进行鉴别排查[1]。

若排除了其他可能导致催乳素水平增高的影响因素，确定是抗精神病药所致高催乳素血症，则根据患者当前是否有催乳素水平增高的相关临床症状分别处理[1]。

若患者仅存在催乳素水平增高而无相关临床症状，则暂时不需处理而需要进行密切监测；若患者存在相关临床症状，则建议参考流程建议进行处理[1]（参考第五章第 104、105 问）。

参考文献

［1］中华医学会精神医学分会精神分裂症协作组，中华医学会全科医学分会.社区应用抗精神病药长效针剂治疗精神分裂症专家共识.中国全科医学，2022，25（29）：1–16.

104. 若男性使用长效针剂后出现高催乳素血症，应如何处理？

对于高催乳素血症的治疗，研究人员提倡在抗精神病药治疗前即测量患者的催乳素水平，以获得其基线数值，方便后续对比监测。若患者在后续治疗中，催乳素水平高于正常上限，则需进行鉴别排查。若排除了其他可能导致催乳素水平增高的影响因素，确定是抗精神病药所致高催乳素血症，则根据患者当前是否有催乳素水平增高的相关临床症状分别处理。若患者仅存在催乳素水平增高而无相关临床症状，则暂时不需处理而需要进行密切监测；若患者存在相关临床症状，则建议参考流程建议进行处理[1]。

抗精神病药导致的高催乳素血症男性患者处理流程建议[1]

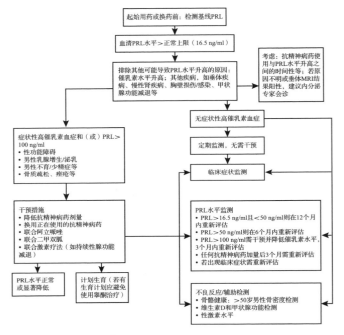

注：PRL= 催乳素

参考文献

[1] 中华医学会精神医学分会精神分裂症协作组，中华医学会全科医学分会.社区应用抗精神病药长效针剂治疗精神分裂症专家共识.中国全科医学，2022，25（29）：1–16.

105. 若女性使用长效针剂后出现高催乳素血症，应如何处理？

对于女性使用长效针剂后出现血清 PRL 水平＞正常上限，排除其他可能导致 PRL 水平升高的原因，根据有无临床症状，分别进行处理。症状性高催乳素血症和（或）PRL > 100 ng/ml 可以考虑降低抗精神病药剂量、换用正在使用的抗精神病药、联合阿立哌唑、联合二甲双胍或联合激素疗法（如持续性腺功能减退）；无症状性高催乳素血症则重在定期监测，无需干预。

具体参考流程建议进行处理[1]。

参考文献

[1] 中华医学会精神医学分会精神分裂症协作组，中华医学会全科医学分会.社区应用抗精神病药长效针剂治疗精神分裂症专家共识.中国全科医学，2022，25（29）：1–16.

抗精神病药导致的高催乳素血症女性患者的处理流程建议[1]

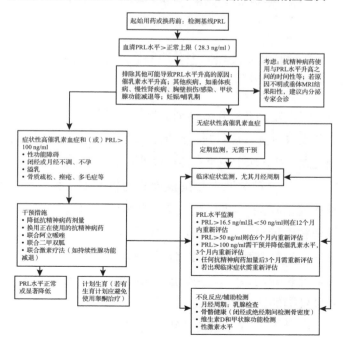

106. 若使用长效针剂后出现注射相关不良反应，应如何处理？

注射相关不良反应出现局部疼痛、红肿等不良反应时的处理建议：

（1）注射前严格遵守无菌技术操作原则，做好皮肤消毒，防止注射部位感染。正确选择注射部位、深度以及角度，避免刺伤血管。注射后做好局部按压，按压部位准确、时间充分。

（2）注射后很少出现持续疼痛、红肿等，肿块一般2~4周会逐渐消退。

（3）注射后出现轻微疼痛、红肿无需特殊处理。

（4）注射后出现明显红肿，可采用注射部位冷敷。

107. 如何通过医患沟通促使患者使用长效针剂？

（1）定期开展长效针剂治疗精神障碍科普活动，制作并发放科普宣传材料，让患者及家属充分了解长效针剂优点。社区医生应重点传递以下4个方面的信息[1]：

a. 长效针剂通常是抗精神病药物的酯化物，是精神疾病治疗的一项重大突破，能够长时间缓慢释放活性药物保持稳定血药浓度，进而保证了治疗的依从性。第一代抗精神病药长效针剂问世60余年，第二代抗精神病药长效剂型引入临床也已20余年，有很多患者从长效针剂的治疗中获益。

b. 大量数据显示长效针剂治疗可以显著改善症状，

降低患者住院风险，延缓复发，而且即使在停药后，仍能在较长时间内降低复发风险。

c. 早期使用长效针剂有助于降低再住院率和医疗费用，提高就业率。

d. 从国家政策角度支持长效针剂应用于社区治疗，减少有暴力攻击风险精神障碍患者的社会危害性，并且长效剂型陆续纳入国家基本药物目录及国家医保目录，经过医保谈判降价和医保报销，患者药费负担大幅降低。

（2）定期进行医患沟通，沟通过程中合理介绍长效针剂使用获益和药物耐受性相关信息，有助于树立患者使用长效针剂治疗信心。

（3）分享身边的成功案例，给予患者接受长效针剂治疗成功的信心。

参考文献

[1] 中华医学会精神医学分会精神分裂症协作组，中华医学会全科医学分会.社区应用抗精神病药长效针剂治疗精神分裂症专家共识.中国全科医学，2022，25（29）：1-16.

108. 什么样的患者需要转诊到精神专科医院治疗？

针对患者转诊，2022年《社区应用抗精神病药长效针剂治疗精神分裂症专家共识》中的推荐意见为：建议精神分裂症急性发作、出现激越/攻击行为或其他无法处理的不良反应等情况时，及时联系精神专科医院进行转诊（推荐等级：C）[1]。

对于社区精神分裂症患者，根据临床经验，以下几种情况应该及时转诊：

（1）精神分裂症急性期。

（2）兴奋、冲动、有伤人和自伤行为，影响到自身以及周围社区的人身、财产安全。

（3）有自杀观念和（或）行为。

（4）在社区维持治疗过程中病情复发、症状加重或拒绝治疗。

（5）出现药物不良反应难以在家庭维持治疗。

（6）患者及家属不愿意在社区治疗。

参考文献

[1]中华医学会精神医学分会精神分裂症协作组，中华医学会全科医学分会.社区应用抗精神病药长效针剂治疗精神分裂症专家共识.中国全科医学，2022，25（29）：1–16.

第六章 精神分裂症患者/家庭的社会心理支持和治疗

109. 如何指导患者及家属与医生等医疗工作者建立良好的治疗联盟？

（1）治疗联盟是在精神分裂症患者家庭、精神科医生及社区卫生支持系统间建立的有机组织，是基于传统治疗模式的全面升级，也是对目前单纯依靠药物主导治疗的有力补充[1]。患者及其家属、医疗机构及社区卫生工作人员形成治疗联盟，共同决策[2]。建议采用医患共同决策模式"四步骤七要素"方法，构建共同决策流程[3]。四步骤包括：①建立信任，发起交谈；②交流病情，引发动机；③提供方案，阐明利弊；④患者意愿，共同决策。全部交流过程共拆分为七个要素：①共情；②明确角色；③了解动机（主诉）；④提供方案；⑤确认理解；⑥明晰意愿；⑦达成共识。

（2）具体措施

1）向患者及家属介绍建立治疗联盟的必要性，通过建立治疗联盟，可以使医疗工作者充分了解患者的病情与康复情况，指导家属做好生活照料、康复训练等工作。

2）社区卫生工作人员制订随访计划，建立个人档案与互联网群组，保持与患者及其家属的联系，保证患者治疗、康复的连续性。

3）通过发放宣传手册、组织专家讲座、督促亲属共同学习等多种方式，向患者进行精神障碍的识别、治疗、复发、预防、康复、长期服药及护理等相关知识的宣教。

4）定期组织开展心理咨询活动与兴趣娱乐活动，如电影欣赏、趣味运动赛、志愿者活动等，促进医患之间、患者之间的沟通与交流，嘱咐患者家属帮助患者养成良好的生活习惯，如早睡早起、定时进餐等，培养其对社会生活的认同感与融入感。

参考文献

［1］赵靖平，施慎逊.中国精神分裂症防治指南.2版.北京：中华医学电子音像出版社，2015.

［2］杨二梅，李运良，张培，等.医患治疗联盟对康复期精神分裂症患者的疗效观察.河北医药，2018，40（23）：3665-3668.

［3］冉琴，张宸韬，傅燚，等.医患共同决策模式对精神分裂症患者长效针剂治疗接受程度的影响.同济大学学报（医学版），2022，43（4）：572-578.

110. 什么时期需要给予精神分裂症患者／家庭心理社会支持或教育？

对于精神分裂症患者／家庭的心理社会支持或教育应贯穿整个病程[1]：

（1）急性期：安抚家属情绪、进行家庭教育、争取家属重视、建立良好的医患联盟，提供系统治疗方案，配合对患者的长期治疗；定期对患者进行心理治疗、康复训练。

（2）稳定期（巩固期）：开展患者教育与家庭教育，鼓励患者坚持药物治疗与心理治疗，鼓励家属坚定信心。

（3）维持期（康复期）：制订康复训练计划，帮助患者回归社会，如参加职业技能训练等。鼓励患者坚持治疗。

参考文献

[1]赵靖平，施慎逊.中国精神分裂症防治指南.2版.北京：中华医学电子音像出版社，2015.

111. 对患者进行心理健康教育应该包含哪些信息？

心理健康教育是指为精神分裂症患者提供信息和教育，具体涉及疾病诊断、治疗、相应资源、预后、常见应对策略和权利[1]。心理教育可以在医院、社区或患者家中进行，可以仅患者或家属参与，也可以共同参与。

（1）教育策略需要做到个体化，以满足患者或照料者的需求。通常情况下，心理健康教育采用群体方式提供信息，且需要持续提供信息。

（2）医护人员需要将疾病康复方面有用的信息传递给患者家属，让他们了解相关知识。

心理教育内容不仅包括疾病的病因、诊断、症状、治疗和预后等，还涉及家庭支持、危机干预等方面的知识，帮助其正确认识疾病，维护和增强患者及家属的心理健康。

参考文献

[1] 赵靖平，施慎逊. 中国精神分裂症防治指南. 2版. 北京：中华医学电子音像出版社，2015.

112. 如何帮助患者／家属正确认识精神分裂症？

（1）科学地介绍精神分裂症[1, 2]：精神分裂症是一组病因未明的严重精神疾病，多起病于青壮年，常有知觉、思维、情感和行为等方面的障碍，一般无意识及智能障碍。目前认为该病是脑功能失调的一种神经发育性障碍，复杂的生物及环境因素的相互作用导致了精神分裂症的发生。

1）精神分裂症表现为感知、情感、思维、行为等多方面障碍。

2）病程长，容易反复发作。

3）患者可表现为外在的、容易被察觉的阳性症状，如幻觉和妄想，也可表现为一些不容易被察觉的阴性症状，如意志减退、快感缺乏。

（2）介绍精神分裂症的病因[3]：精神分裂症的病因尚未完全阐明，目前主要的观点包括遗传因素、神经因素、环境因素以及其他因素等。

（3）慢性疾病，需要长期治疗[4]：

1）精神分裂症可防可治：大部分精神分裂症患者在症状明朗化被诊断之前，或者是在发展成为典型的精神分裂症之前，往往有一个前驱期。这个时期可能持续1~5年，甚至更长时间。这个时期早期识别和干预对改善精神分裂症的疗效和预后至关重要[3]。48.6%的精神分裂症患者长期治疗可实现临床治愈，37.4%的患者长期治疗可实现功能康复，25%的患者长期治疗可实现完全康复[5]。

2）坚持早发现、早治疗的原则[3, 6]。

3）持续控制症状、预防复发[3]。

4）长期维持治疗[7]，推荐选择合适的治疗药物，如疗效好、副作用小、便于长期使用的长效针剂。

（4）介绍家庭、医生、社会支持的必要性：全社会普及精神卫生和心理健康知识，加大宣传力度，增强人们对精神疾病的认识，对患者多一些理解和同情，消除偏见与歧视，使精神疾病患者消除"病耻感"[8]。从患者角度，首先，帮助患者建立正确的疾病认识观念：精神病和感冒、胃溃疡、肝肾疾病等一样，都是一种疾病，都是由各种致病因子导致机体处于一种不健康状态。其次，精神分裂症患者应有充分的心理准备去面对社会偏见。由于精神卫生知识还不够普及，社会上对精神分裂症患者的偏见在一定程度上还没有明显改变，精神病患者只有勇敢地面对各种社会偏见，才能增强对不良心理刺激的抵抗力。最后，精神分裂症患者应正确处理由于社会偏见造成的不良人际关系，换位思考，去理解他人的想法，缓解自己的不良情绪。选择适当的时机与周围人接触，接触应该把握分寸。

简单来说，可以尝试的方法包括：

1）建立良好的医患沟通模式[9]。

2）争取家人支持[3]。

3）多练习生活技巧[3]。

4）常进行心理疏导[3]。

参考文献

［1］国家卫生健康委办公厅.精神障碍诊疗规范（2020年版）［EB/OL］.（2020-12-07）［2023-12-12］.http：//www.nhc.gov.cn/yzygj/s7653p/202012/a1c4397dbf504e1393b3d2f6c263d782.shtml.

［2］郝伟，陆林.精神病学.8版.北京：人民卫生出版社，2018.

［3］赵靖平，施慎逊.中国精神分裂症防治指南.2版.北京：中华医学电子音像出版社，2015.

［4］Ted B. Managing schizophrenia as a chronic disease linked to better outcomes. Current Psychiatry，2018 March.

［5］Chan SKW. Ten-year follow up of patients with first-episode schizophrenia spectrum disorder from an early intervention service：predictors of clinical remission and functional recovery. Schizophr Res，2019，204：65-71.

［6］Lieberman JA. Psychobiologic correlates of treatment response in schizophrenia.Neuropsychopharmacology，1996，14（3 Suppl）：13S-21S.

［7］Takeuchi H. Antipsychotic treatment for schizophrenia in the maintenance phase：a systematic review of the guidelines and algorithms. Schizophr Res，2012，134（2-3）：219-225.

［8］赵靖平.精神分裂症综合康复技术.长沙：湖南科学技术出版社，2015.

［9］Hamann J. Psychiatrists' use of shared decision making in the treatment of schizophrenia：patient characteristics and decision topics. Psychiatr Serv，2009，60（8）：1107-1112.

113. 如何帮助患者接受抗精神病治疗？

（1）帮助患者认识抗精神病药治疗的目的和常用的抗精神病药：通过抗精神病药治疗，可以改善症状、预防复发，使患者回归社会[1]。常用抗精神病药包括[2]。

1）第一代抗精神病药：临床上治疗幻觉、妄想、思维障碍、行为紊乱、兴奋、激越、紧张症候群具有明显疗效。对阴性症状及伴发抑郁症状疗效不确切。

代表药物有氯丙嗪、奋乃静、氟哌啶醇、舒必利等。

2）第二代抗精神病药：这些药物不仅对幻觉、妄想等阳性症状有效，对意志减退、快感缺乏等阴性症状也有很好的疗效，且副作用相对较轻。代表药物有阿立哌唑、利培酮、帕利哌酮、奥氮平和氯氮平等。

选择适合患者自己的药物进行治疗。

（2）帮助患者正确应对可能的不良反应[3, 4, 5]：抗精神病药的不良反应包括影响中枢神经系统，出现癫痫、失眠、嗜睡、静坐不能、肌紧张等；影响代谢及内分泌系统，如血糖、血脂升高；阻断下丘脑 – 垂体系统的多巴胺的漏斗 – 结节通路的多巴胺受体，导致高催乳素血症；影响血液系统，引起中性粒细胞减少；影响心血管系统，导致心律失常、心包积液；影响消化系统，导致口干、便秘、恶心、呕吐等。

抗精神病药治疗导致的大部分药物不良反应可以通过对症处理来解决，比如体重增加可以通过运动锻炼和控制饮食缓解。

（3）明确告知患者停药的危害以及避免漏 / 停药的方法。

停药危害：

1）停药复发风险大，疾病复发意味着治疗难度增加[6, 7]。

2）停药后再住院概率高，停药时间越久，再住院概率越高[8]。

避免漏 / 停药的方法[9]：

1）加强健康教育，了解抗精神病药的相关知识。

2）简化治疗方案，**换用长效针剂**等。

3）获取家属的支持，创造良好的生活环境，支持患者的治疗。

4）联合心理治疗，可以提高患者对于自身疾病和治疗的认知程度，改善服药依从性。

5）督促规律服药，提醒患者按时服用药物，当患者服药依从性好时给予奖励。

参考文献

［1］Kane JM. Treatment strategies to prevent relapse and encourage remission. J Clin Psychiatry，2007，68（Suppl 14）：27-30.

［2］赵靖平，施慎逊.中国精神分裂症防治指南.2版.北京：中华医学电子音像出版社，2015.

［3］刘祥玫.不同抗精神病药物治疗初诊精神分裂症患者的疗效及服药依从性、不良反应比较.中国现代药物应用，2022，16（13）：152-154.

［4］Schreiner A. Paliperidone palmitate versus oral antipsychotics in recently diagnosed schizophrenia. Schizophr Res，2015，169（1-3）：393-399.

［5］马春红.调查分析第一代和第二代抗精神病药物的临床疗效及不良反应发生状况.中国现代药物应用，2015，9（13）：160-161.

［6］Zipursky RB. Risk of symptom recurrence with medication discontinuation in first-episode psychosis：a systematic review. Schizophr Res，2014，152（2-3）：408-414.

［7］Nasrallah HA. For first-episode psychosis，psychiatrists

should behave like cardiologists.Current Psychiatry，2017，8：4–7.

[8] Weiden PJ. Partial compliance and risk of rehospitalization among California Medicaid patients with schizophrenia. Psychiatr Serv，2004，55（8）：886–891.

[9] 安新发 . 精神分裂症患者服药依从性的影响因素及对策 . 中国实用护理杂志，2005，21（23）：49–50.

114. 如何指导患者进行服药的自我管理？

（1）留意及记录服药后身体及精神上感受到的良性反应。

（2）记录服药后残留的阳性症状、阴性症状和药物不良反应。

（3）记录身体及精神上不适，不适发生的时间与服药时间之间的关系。

（4）与医生商量，尽量把服药时间与患者日常习惯时间配合起来，以减少忘记服药的可能。

（5）药物应贮存在阴凉、干燥及儿童不能触及的地方。

（6）如要带药物上学或上班，应将药物保存好，防止损坏或遗失。

（7）与医师保持紧密的沟通与合作。[1]

参考文献

[1] 赵靖平 . 精神分裂症综合康复技术 . 长沙：湖南科学技术出版社，2015.

115. 对于药物治疗，应该给予患者/家属的忠告有哪些？

（1）**以科学的态度看待抗精神病药**[1]：人们对抗精神病药常有某些误解，如认为抗精神病药能使人的脑子变笨、会成瘾、会致癌等。还有些家属则对抗精神病药持一种过分乐观的态度，认为患者只要吃了药，一切就万事大吉。

事实上，正规的抗精神病药都是以科学的方法，并经反复验证，在确定其有效性和安全性后方能生产使用。这些药物虽有一定的副作用，但其"利大于弊"。随着科技的发展，第二代抗精神病药将会向着疗效更好而副作用更少的方向发展。某些药物的锥体外系不良反应，因能影响患者的灵活性和面部表情的生动性，给人以药物使患者变笨的假象，这些都可以通过相应的措施来减轻或去除。一般来讲，抗精神病药没有成瘾性，不会产生耐受性，也不会致癌。

（2）**正确对待抗精神病药的副作用**[1]：许多患者在使用抗精神病药时因担心和讨厌副作用而放弃治疗，而有些家属也对药物的副作用过分忧虑，因此对患者服药持放任的态度。事实上，抗精神病药的治疗作用是主要的，副作用是次要的，我们不能因小失大。就好比手术治疗，我们不会因怕痛而拒绝手术。再说，抗精神病药的副作用大多是可以得到妥当处理和预防的。

（3）**服药期间的注意事项**[1]：

1）严格按照医生的医嘱使用药物。不少患者和家属由于不了解疾病的正规治疗过程，或对抗精神病药的药理性质缺乏足够认识而擅自减药、停药、增加剂量或滥用药物。这样做，一方面可能达不到应有的效果；另一方面，也可能引起不必要的不良反应。

2）保管好药物，以免他人误服，并防止药物受潮分解而影响药物的治疗作用。对重症精神病患者来说，家属要严格看管，督促患者按时服药，同时保管好药物以免患者误服或服药自杀。

3）不能用茶水服药，也不要与牛奶同服，以免降低药物作用。服药期间不要饮酒，否则会影响药物的作用，增加副作用。如需要同时服用其他药物，应与医生讨论，以免药物相互作用产生不良反应。

4）在服药期间如出现严重躯体疾病，应在医生指导下调整药物剂量。有严重的心血管疾病、肝肾功能障碍、全身性感染等患者应慎用或禁用抗精神病药。

5）妊娠期前3个月最好避免服用抗精神病药，以防止药物可能对胎儿的不良影响。服药的哺乳妇女不要将母乳喂给婴儿。

6）用药期间应避免强烈阳光长时间照射。特殊作业者（如驾驶员、高空作业者），白天不宜服镇静作用较强的抗精神病药。

参考文献

[1] 赵靖平. 精神分裂症综合康复技术. 长沙：湖南科学技术出版社，2015.

116. 如何帮助患者／家属识别复发早期的预警症状？

精神分裂症的复发往往不会突然发生，一般在出现明确的临床症状之前，可能会发现一些早期症状，因此早发现、早治疗，对于预防病情复发具有非常重要的意义[1]。

精神分裂症复发的预警症状包括：

（1）失眠，睡眠时间推迟。

（2）情绪、行为改变，如无故猜疑、抑郁、焦虑、激越、坐立不安，或独处、发呆、不讲卫生等。

（3）旧事重提。

（4）生活规律改变。

（5）否认患病。

（6）躯体改变，如食欲改变、精力差或动力不足，或精力充沛、活动增加等。

（7）擅自减药、拒绝服药。

参考文献

[1] 赵靖平. 精神分裂症综合康复技术. 长沙：湖南科学技术出版社，2015.

117. 如何帮助患者克服精神分裂症复发？

作为患者家属，做好以下几点或督促患者做好以下几点，对预防疾病复发具有重要意义[1, 2]：

（1）坚持服药：坚持服药是预防复发的重要措施

之一。患者和家属要深刻认识到坚持服药的重要性。

（2）识别复发早期的预警症状：家属要具备识别复发早期预警症状的能力，及时调整药物剂量或与医生联系。同时要训练让患者自我管理来预防复发，让患者承担自我保健的责任。

（3）正确处理社会心理应激因素：要教会患者某些简单的应对应激的技巧，包括一些简单的动作，如深呼吸、放松训练、想象性应激预防训练等。在一个已知的促发因素将要出现时采取预防措施。

（4）有效和方便的求助策略：能提供支持帮助的亲友，求助电话，就近医院的电话，最好能与专门的医生保持联系。

（5）保持良好的社会角色：提高生活质量，广交朋友、培养良好的兴趣和业余爱好。

（6）保持和睦的家庭关系：避免高情感表达（如过分指责和过分宽容等），避免患者使用非法药物。

（7）使用长效针剂进行治疗：以棕榈酸帕利哌酮注射液为例，与口服抗精神病药相比，棕榈酸帕利哌酮注射液治疗患者的复发时间更长，符合复发标准的患者更少。

参考文献

［1］赵靖平.精神分裂症综合康复技术.长沙：湖南科学技术出版社，2015.

［2］Schreiner A，Aadamsoo K，Altamura AC，et al. Paliperidone palmitate versus oral antipsychotics in recently diagnosed schizophrenia. Schizophr Res，2015，169（1-3）：393-399.

118. 如何帮助患者／家属了解抗精神病口服药物与长效针剂的区别?

长效针剂通常是抗精神病药的酯化物，多数长效针剂通过肌内注射或皮下注射后，大部分药物成分储存于注射部位，从注射部位缓慢吸收进入循环系统，从而保证患者体内血药浓度的稳定，进而降低复发及不良反应的风险[1, 2]。

与口服药物相比，长效针剂的优势包括[3, 4, 5, 6, 7]：

（1）**保证用药**：精神分裂症患者普遍自知力较低，自知力低的患者其求治行为偏低，自知力越差的患者服药依从性越差。长效针剂通过肌内注射能够维持较长时间的药效，有利于提升患者的治疗依从性，避免个体依从性因素对治疗效果产生不良影响。

（2）**浓度稳定**：长效药因为缓释，故比口服药的血药浓度稳定。稳定的优点为即使一次未注射，血药浓度下降也很慢，不会立即复发。

（3）**用药剂量低**：口服药经肠壁非特异酶代谢而部分失活，后经门脉系统入肝代谢，又有部分失活，只有少量药物到达中枢。相反，长效注射制剂绕过肠、肝首过代谢过程，更多药量到达中枢，故总用药剂量低。

（4）**抗快代谢**：快代谢者用口服药后迅速代谢，导致血药浓度不足，因而无效。长效注射制剂由于绕过肠、肝首过代谢过程，血药浓度不致过低，对快代谢者有效。

（5）**改善更多**：一项基于 Cochrane 数据库长效针剂荟萃分析的再分析发现，长效针剂治疗精神分裂症患者总体功能改善比口服药更多。

（6）**容易接受**：比起口服药，多数患者更喜欢用长效注射制剂。因为数周注射 1 次比每天服药方便。

（7）**仍需微调**：由于不经肠、肝首过代谢，故长效药的剂量与血浆浓度的平行关系比口服药密切，但不同患者应用同样剂量，血药浓度变异仍较大，故长效药与口服药一样，需微调才能达理想剂量。

（8）此外，相比口服药物，长效针剂可以**降低多种出院后医疗成本**。

参考文献

[1] Correll C U，Kim E，Sliwa J K，et al. Pharmacokinetic characteristics of long-acting injectable antipsychotics for schizophrenia：an overview. CNS Drugs，2021，35（1）：39-59.

[2] De Risio A，Lang A P. History and therapeutic rationale of long acting antipsychotics. Curr Clin Pharmacol，2014，9（1）：39-52.

[3] 陈蕙，王延祐. 社区精神分裂症患者服药依从性研究进展. 临床精神医学杂志，2020，30（06）：454-456.

[4] 李福金，李鹏辉，王丽辉. 棕榈酸帕利哌酮长效针剂对精神分裂症患者认知和社会功能改善及内分泌代谢的影响. 中国医药指南，2023，21（14）：1-4.

[5] 喻东山.长效抗精神病药物的特点.临床心身疾病杂志，2007，13（5）：467-468.

[6] McEvoy JP. Risks versus benefits of different types of long-acting injectable antipsychotics. J Clin Psychiatry，2006，67（Suppl 5）：15-8.

[7] Lafeuille MH，Grittner AM，Fortier J，et al. Comparison of rehospitalization rates and associated costs among patients with schizophrenia receiving paliperidone palmitate or oral antipsychotics. Am J Health Syst Pharm，2015，72（5）：378-89.

119. 如何对精神分裂症患者家庭进行积极的家庭干预？

家庭内部的情感表达是精神分裂症发病和复发的有效预测因子，是精神分裂症治疗的一个重要环节。

家庭关系与家庭支持的好坏是影响精神分裂症患者康复结局的重要因素。家庭干预把治疗的重点放在**改变家庭成员的人际关系**上，治疗的过程是去**发现与个体心理障碍发生、发展有关的家庭内部因素**。

家庭治疗的目标在于帮助家庭更有效应对患者的问题，为家庭提供支持和教育，降低痛苦水平，改善家庭沟通问题和处理问题的方式，并尽可能预防复发[1]。

干预内容：家庭治疗干预内容至少包括解决问题/危机管理或对家庭成员的治疗。家庭干预主要包括：提高家庭对疾病的认识；支持、关心家庭中的照顾者；促进家庭中其他成员的成长；教会家庭一些具体的应对措施；促进家庭内部的交流；提高服药的依从性；减少指责和过度保护；建立对未来的自信心；鼓励家庭建立家庭以外的支持网；帮助家庭降低对疾病完全恢复的期望值[1]。

干预对象：家庭治疗的对象应包括与精神分裂症患者共同居住或有密切关系的家庭成员。

干预方式：家庭治疗以结构化方式在患者家庭中实施，并尽可能让患者参与。

干预时长：通常情况下，家庭治疗非常复杂且耗时较长（往往超过 10 个治疗期）。此外，应考虑整个家庭的喜好，选择单一家庭治疗或多个家庭集体治疗。有效的家庭干预至少需要 6 个月，长期的家庭干预（大于 9 个月）可显示出持久的疗效，持续 2 年或更长[1]。

干预模式（举例）[1]：

（1）心理教育性家庭治疗：传授有关精神疾病的症状、发生、发展过程以及治疗等方面的基本知识。

（2）危机取向家庭干预：主要是为了解决精神疾病急性期的问题而发展的，帮助家庭成员有效地识别当前存在的和将来可能发生的紧张因素或有潜在破坏倾向的事情，并提供可行的应对手段。

（3）行为模式的家庭治疗：应用行为或解决问题的方法，更注重于训练整个家庭成员解决内部问题和相互交往的技能。包括关于精神分裂症的教育内容；相互交流训练，如角色扮演练习、模仿、强化；问题解决训练，指导家庭成员进行结构性解决问题方法的训练。

（4）降低情感表达的治疗：其内容包括精神病的病因、症状、病程以及管理这类疾病的教育；高低情感表达两种家属在内的小组治疗过程，降低高情感表达的患者家属对患者的指责性评价、敌意和过分介入等，从低情感表达的家属中学习经验；包括患者及家属在内的个别家庭治疗过程，在治疗师的帮助下学会在家庭中实际处理各种问题。

家庭干预逐渐发展为一种综合的家庭干预，干预对象得到了扩展，不仅限于患者本人，也开始包括其家庭照顾者。干预方式也发生了转变，从以专业人员提供为主过渡为在专业人员（如社区精神卫生护士）指导下的患者家庭之间的互帮互助及同伴为主导的互助，与单个家庭干预相比这种集体家庭干预形式取得了积极的效果[1]。

参考文献

[1] 赵靖平，施慎逊. 中国精神分裂症防治指南. 2版. 北京：中华医学电子音像出版社，2015.

120. 精神分裂症患者的家庭照料包含哪些方面？

家庭成员是个体接触最密切、最长久的群体，是患者支持系统主要的来源之一，稳定和睦的家庭氛围是患者康复的基础，而作为患者照料者的家庭成员的良好心理素质、护理技巧是提供良好支持的重要条件[1]。

家庭成员要为患者提供一个有利于康复的家庭环境[1]。

（1）**创造和睦的家庭氛围**：家属要注意表达情绪的方式。大量研究表明，家庭成员或其他与患者接触密切的人的反应态度可能影响患者的病程、疾病的复发及复发时间。许多研究证明"高情感表达"影响患者的服药依从性和疾病的复发，应该避免。这种情绪大致可概括为以下 3 种情况：

1）批评责备态度：经常对患者表现出不喜欢的陈述或言语，憎恨、厌烦、责备的表情伴随一些负性的语调语气。

2）敌意：经常对患者抱有一种不友好、拒绝、敌对的态度。

3）情绪过度包涵（介入）：对患者过度保护、过度关切，以自我牺牲的态度对待患者，使患者饭来张口，衣来伸手。

减少对患者持续的批评，减少家长式的过度关注，能增加患者的自主、自立，增强自信。对"高情感表达"的家属，作为医生不应当持抱怨的态度，应理解他们的苦衷。他们经常面临着应激、社会隔离、担心个人安全和由于照顾患者带来的经济损失等一系列的痛苦。有的家庭希望让患者离家居住，至少是一段时期，好让家庭有一个调整、喘息的机会。因此，有必要为这些患者提供一些合适的住所，如果能够提供一些安静、布局合理的环境，不仅有益于患者的康复，也有益于患者家属的身心健康。

（2）**要调动患者的主观能动性**：要让患者认识到康复期是恢复自主生活的阶段，让患者摆脱"疾病角色"。既然病已经治好了，就应逐步要求患者以正常人的方式处理日常问题，家属不能包办，必要时可起监督、指导作用。

（3）**家庭要协同患者制订治疗和康复计划**：鼓励并督促患者积极参与康复过程的每一个阶段，指导患者自我照顾。帮助患者养成有规律的生活习惯，规定他什么时候起床、吃饭、睡觉，安排一些有益的活动，如做广播操、听音乐、看电视、做家务等。丰富患者的生活内容，增强生活兴趣，培养生活能力。对患者的成绩应及时给予肯定和鼓励，使患者领悟到自己的能力和价值，树立战胜疾病的信心。家属还应督促患者修饰仪容，如沐浴、理发、洗衣，这样可增进患者的自尊心和自信心，有利于患者参加社会交往，增强其社会适应能力，延缓精神衰退。

（4）**尽量减少人为的应激**：过多的心理生理应激对健康不利，也会促发疾病发作和复发，因此要尽量减少不必要的、人为的应激：

1）人人都应该对患者有爱心，容忍患者可能出现的错误，提供善意的帮助和指导。

2）对患者的合理要求要尽力给予满足，不要因为不放心，或因为他是患者就随意地拒绝他的合理要求。如患者要求外出走走，只要无紊乱行为，应该允许。患者想添置一件新衣服，如经济条件许可，就该满足。患者自己选择决定自己的事，即使有不妥之处，也不要求全责备。要让他有些个人自由，要鼓励他提高对自己事情的自主能力，对存在的问题要帮助他分析认识，由他自己来做出修正，遇到意见不一致时，不要针锋相对地与他争辩，非原则性的小问题可以任其处置。避免简单粗暴、强制命令的方式，不使患者感到人格受侮辱、权利受侵犯。

3）提供减少应激的方法，如：

①评估每天的情绪、社会生活和生理节律，使患者了解它们之间的关系，认识环境因素能够促发疾病。

②通过"人际关系问卷"，确定影响患者情绪状态的人际关系问题，然后，给予相应的干预措施。

③向患者介绍心理应对机制与自我心理支持在应激调节意义中的作用，介绍一些良性的心理应对方法如选择性忽视、选择性重视、改变原有的价值系统、改变愿望满足的方式、降低自己的期望值等方法，提高个体应对应激的能力，以减少应激的危害。

④对处于应激中的个体提供心理社会支持。

参考文献

［1］赵靖平.精神分裂症综合康复技术.长沙：湖南科学技术出版社，2015.

121. 如何帮助患者进行生活／社交技能训练？

技能训练涉及的内容较广，包括生活技能训练、社交技能训练、学习技能训练、职业技能训练等。

目前，有两种较为成熟的社会和独立生活技能训练模式[1]：

（1）Liberman 的社会独立生活技能训练程式，该项训练程式包括基本交谈技巧、娱乐休闲、药物自我管理、症状自我管理 4 个模块。每一模块都设计了训练者手册、患者练习簿和示范录像带，专门教授一种技能。例如，在药物自我管理模块中，重点教会患者如何礼貌地向医生询问自己所服药物的种类、剂量和益处。

（2）Bellack 将精神分裂症患者社交技能缺陷的表现概括为：不会主动发起谈话、难以表达自身情感和解决现实问题的能力差等多个方面。社交技能模式将社交技能总结为以下 3 个方面：接受技能、处理技能和表达技能。接受技能指准确判读社交信息的能力，包括对表情、声调、姿势和谈话内容、上下文关系等的察觉判断；处理技能包括对社交信息的分析，以及对当前信息和历史信息（包括对方以前的社交行为方式和自己的社交经验）的整合；表达技能是指合理的语言表述，恰当的姿势、表情、动作等。

参考文献

[1] 赵靖平，施慎逊 . 中国精神分裂症防治指南 . 2 版 . 北京：中华医学电子音像出版社，2015.

122. 常用的其他心理治疗手段有哪些？

其他心理治疗手段还包括支持性心理治疗、认知行为疗法、认知矫正治疗、艺术治疗及职业康复等[1]。

（1）**支持性心理治疗**：支持性心理治疗是临床上应用较广的心理治疗方法，适用于精神分裂症的各个病期。

支持性心理治疗以医患关系为中心，治疗的内容主要取决于患者具体的问题。该治疗方法是非指导性的，强调移情、倾听和非占有性热诚。非占有性热诚是指积极地接纳他人，往往通过放松的、开放式的身体语言、适当的语气和面部表情表达出来。目前不常规推荐支持性心理治疗作为精神分裂症的一种特定的心理治疗。

（2）**认知行为疗法（CBT）**：CBT是一组通过改变思维或信念和行为的方法来改变不良认知，达到消除不良情绪和行为的结构性短程的心理治疗方法。

CBT治疗方式有两种：个别治疗和小组治疗，通常采用个别治疗，CBT的时间和频率要视患者个体情况及病情而定，经典治疗时间总共15～20 h，频率为每周或隔周1次，每次进行30～45 min。

区别于对抑郁症和焦虑症的CBT治疗，精神分裂症的CBT治疗每次的时间更短些（15～45 min），可能会出现中断的情况，需要花更多的时间在家庭作业上，布置的作业要更具体，治疗目标要更灵活。对易激惹或混乱的患者应采用间断多次的治疗，对于存在有药物难治性症状的病例，治疗时间需要延长，可给予6～12个月、12～30次治疗。

（3）**认知矫正治疗**：认知功能是指使用和综合基

本技能的能力，这些基本技能包括知觉、记忆、思维等，是健全的中枢神经系统的基本功能。认知矫正就是通过各种方法恢复或改善认知功能。可以采用一对一的训练，也可以是以小组形式开展治疗；可以是单纯认知技能训练，也可以是认知技能训练与其他康复训练相结合。其治疗原则是早期开展简单任务训练，以后循序渐进，不断增加任务难度。

精神分裂症的认知训练包括几种训练模式，如认知增强治疗、神经心理教育式矫正治疗、整体心理治疗、社会认知训练、计算机辅助认知功能康复等。

（4）**艺术治疗**：艺术疗法是以艺术活动为中介的一种非语言性心理治疗，通过艺术让患者产生自由联想来稳定和调节情感，消除负性情绪，为精神疾病的康复服务。艺术治疗包括：美术治疗、音乐治疗、舞动治疗、陶艺治疗、心理剧治疗等治疗形式。

（5）**职业康复**：精神疾病康复工作者通过帮助出院后症状稳定的精神病患者获取和维持职业，来帮助患者训练工作和社会技能，获取收入，增强自信和自我认同，提升生活质量，较好地回归社会。

职业康复不仅是一种治疗方法，它还是一种系统，是帮助残疾人就业的重要领域。

为帮助精神病患者出院后重新找到工作，精神康复工作者设计开发了多种职业康复方法，包括日间治疗、庇护性就业、职业俱乐部、过渡性就业、支持性就业等。

参考文献

[1] 赵靖平, 施慎逊. 中国精神分裂症防治指南. 2版. 北京：中华医学电子音像出版社，2015.

123. 如何帮助患者回归社会？

让患者回归社会，像正常人一样工作、学习和生活是始动性功能训练的最终目的。促进患者回归社会要注意以下方面[1]：

（1）**鼓励**：精神病患者越是不接触社会，其社会功能就越容易退化。因此，应鼓励患者多参加社交活动，让患者走出家门、上街购物、与别人谈心、从事力所能及的劳动等，坚定其回归社会的信念。

（2）**指导**：有些患者仅靠督促、鼓励还不够，他们往往不知道怎样与人交往，不敢独自进商店购物，不懂得如何接待客人，甚至连怎样到理发店理发都感到困难，这是由于他们受疾病的影响和较长时间不与社会接触所造成的，对此，要有足够的耐心，循循善诱地指导患者怎样去做，必要时还应该陪同患者一同去做。

（3）**宽容**：患者回归社会比战胜精神病更为困难，他们不仅要克服自身的心理障碍，还要同外界的各种干扰斗争，因此，常常会出现失误、犹豫、退缩，或出现一些令人尴尬的情况。这时，切不可简单粗暴地批评、指责患者，而应以宽容的态度善待他们。耐心地予以引导和帮助，保全患者回归社会的信心。

（4）其他：特别要强调的一点，就是在患者回归社会的过程中，必须遵医嘱，按时按量服药，否则可能增加复发概率，继而影响患者回归社会。另外，社会各界的关爱、理解、支持，都有助于精神疾病患者回归社会。如果当地有一些为精神疾病患者开设的康复机构，如社区康复中心、康复之友协会、中途之家、庇护性工厂等，则应鼓励患者大胆参加，这有利于患者回归社会。

参考文献

［1］赵靖平.精神分裂症综合康复技术.长沙：湖南科学技术出版社，2015.

124. 如何帮助患者消除或减少病耻感？

病耻感即疾病耻辱感，包括公众的耻辱感，大众对精神病患者产生的保守、固定的反应即社会的歧视和偏见，以及自我耻辱感，即精神病患者不满于自身所处的疾病状态的一种偏见，自己感到耻辱、见不得人。消除或减少耻辱感可试用以下方法：

（1）使用"正常化"信息（例如，幻觉可以在特定环境下出现于任何人）[1]。

（2）鼓励对疾病的"无羞耻的"接受，与其他内科疾病做类比[1]。

（3）以小组的形式，如将有共同体验的成员组成一个小组，解释这一现象的广泛性。小组形式对年轻的患者特别有效，可能与年轻人的价值自主和年轻人的文化特点有关[1]。

（4）来源于患者支持小组的合适的书面材料或自传记录，成功者的个案报道（**榜样作用**）[1]。

（5）目前国内对精神分裂症病耻感的干预研究不多，并且干预方法较为单一，但不论以何种形式体现，大多可归为**心理干预**的方法[2, 3]：

1）认知行为疗法：认知行为疗法通过改变信念、思维和行为的方法来改变错误的认知，从而消除不良的情绪以及矫正不良的行为。但目前国内尚缺少其对精神分裂症患者病耻感的研究。

2）团体心理干预：是通过讲解心理健康知识以消除对精神分裂症误解的重要途径，也是降低精神分裂症患者病耻感的重要组成部分。

3）自我接纳训练：对精神分裂症患者实施一系列的系统训练，以此提高患者的自我接纳水平，增强自信心，改善其社会功能。

4）综合干预：为精神分裂症患者制定一套综合的干预方法，包括心理教育、认知行为疗法、动机访谈以及社会技能训练。

参考文献

［1］赵靖平.精神分裂症综合康复技术.长沙：湖南科学技术出版社，2015.

［2］冯洁，林雪霏，班春霞，等.精神分裂症患者病耻感在国内的研究进展.中国健康心理学杂志，2020，28（05）：797-800.

［3］邓洁，刘义婷，李亚敏.精神分裂症患者病耻感的研究进展.解放军护理杂志，2020，37（04）：75-77.

125. 照料者常见困惑 1——患者是否还能恢复"生机活力"?

在积极的临床治疗和家人、朋友的支持下，精神分裂症患者能够过上富有疗效和快乐的生活。然而，疾病会限制一个人的功能，恢复过程需要时间。只要有足够的时间来治疗，患有精神分裂症或其他精神障碍的人都会表现良好[1]。

（1）减轻亲属的压力可能有助于预防患者精神分裂症复发。

（2）应逐步增加患者的日常生活责任。

（3）家属的耐心、理解和支持将帮助患者充分发挥他们的潜力。

参考文献

［1］Debbie E，Olga V，Ashley S，et al.Schizophrenia：An information guide.revised edition，Canada：Camh Education，2017.

126. 照料者常见困惑 2——患者不认为自己患病时怎么办?

精神分裂症会影响一个人的感知、思维和行为，有时疾病甚至会影响他们理解自己生病的能力。这对于那些希望亲人得到帮助的家庭和精神分裂症患者来说是困难的，他们被要求寻求帮助，但有时他们并不认为有必要[1]。

（1）帮助患者深入了解他们的疾病可能需要时间。保持耐心，并鼓励患者谈论他们的感受。如果患者不愿谈论疾病，可从其生活中受疾病影响的某个领域开始，并询问如何帮助。经历过这种情况的家庭表示，最好不要挑战患者的想法，而是共同商定问题。

（2）如果患者似乎在与精神症状做斗争，但目前未接受治疗，只需要让他知道有帮助存在就足以让他寻求治疗。

（3）对于一些人来说，可能需要很长的时间才能接受他们患有一种必须终生接受治疗的疾病。一些人在持续接受医生和治疗师的帮助之前，可能会经历多次疾病发作。

（4）对于无法接受"服用药物"或"与医生沟通"建议的患者，反复试图说服和哄骗可能导致激烈的争论和争吵。

（5）如果您和精神分裂症患者很亲近，但您觉得他们可能不愿意接受您的观察，那么让另一个值得信任的人接近他们可能会更有效。

（6）如果患者允许您与他的医疗团队共享信息，或者您是患者的替代决策者，请与医疗团队和患者合作，帮助患者了解疾病和康复情况。

参考文献

[1] Debbie E，Olga V，Ashley S，et al.Schizophrenia：An

information guide.revised edition，Canada：Camh Education，2017.

127. 照料者常见困惑 3——患者出现抑郁 / 讨论自杀时应该怎么做？

一些精神分裂症患者感到抑郁、不讨人喜欢和绝望，少部分会因为精神症状（如命令性幻听等）而产生自杀等行为。因此，偶尔他们可能会面临自杀的严重风险。

患者通常会表现出警告信号，如他们在自杀未遂或自杀死亡之前就在考虑自杀。如果能识别出自杀的想法和其他警告信号，可以更好地在危急时刻采取迅速而适当的行动。下面列出了其中一些警告信号[1]。有自杀倾向的人可能会：

（1）表现出情绪或行为的突然变化。

（2）表现出绝望和无助感。

（3）表达死亡或结束生命的愿望。

（4）增加毒品的使用。

（5）远离他们以前喜欢的人和活动。

（6）出现睡眠模式的变化。

（7）食欲减退。

（8）赠送贵重物品或为他们的死亡做准备（例如写遗嘱）。

这些信号应引起重视。不要害怕询问患者关于自杀的想法或计划。与患者讨论他们的感觉，并鼓励他们与医生或精神卫生专业人员讨论自杀的想法。如果需要立即帮助但无法及时获得，将患者带到之前提供治疗的医院急诊科，或最近的综合医院、精神病医院。

参考文献

[1] Debbie E，Olga V，Ashley S，et al.Schizophrenia：An information guide.revised edition，Canada：Camh Education，2017.

128. 照料者常见困惑 4——患者出现紧急情况时应该怎么做？

精神疾病紧急情况是指个体行为导致其可能伤害到自己或他人，和（或）受限于当时技能和资源无法解决出现的问题。多种情形可能导致精神疾病紧急情况，例如压力增加、躯体疾病、工作或学习问题、家庭状况发生变化、创伤/暴力事件或者物质使用等。

做好准备后，应对紧急情况更容易。对于处于紧急情况中的人来说，沟通可能很困难，所以要在患者稳定的时候询问他们什么样的安慰和支持最有帮助。与患者制订安全计划，提前解决任何潜在问题，可以减轻每个人的压力。如果可以联系患者的治疗团队，围绕安全计划与治疗团队合作。有些方法可能有助于避免或缓解危机[1]：

（1）不要挑战妄想。

（2）营造一个让患者感到安全的平静环境。

（3）减少刺激，如电视、收音机、音乐、电脑游戏或其他干扰因素。

（4）不要大喊大叫，也不要批评或侮辱患者。

（5）为患者推荐有帮助的活动或分散注意力（例如音乐、呼吸练习、绘画）。

（6）给患者空间。

（7）说话要缓慢、清晰，并使用简单的句子。

（8）请患者坐下来与您讨论困扰他的事情。

参考文献

［1］Debbie E，Olga V，Ashley S，et al.Schizophrenia：An information guide.revised edition，Canada：Camh Education，2017.

129. 照料者常见困惑 5——当患者求助时，如何给予支持？

家人和朋友可以帮助患者提高生活质量，防止被孤立，帮助他们康复。以下是一些提供支持的方法[1]：

（1）经常与患者开诚布公地交流。

（2）保持较低的情绪强度，避免激烈的批评。

（3）帮助患者积极展望未来。

（4）确保患者感受到爱、支持、尊重和重视。

（5）陪同患者就诊。

（6）帮助患者联系医疗资源。

（7）直面病耻感。

（8）促进患者自我护理和健康积极的生活方式。

（9）确保患者按医嘱服药。

参考文献

［1］Debbie E，Olga V，Ashley S，et al.Schizophrenia：An information guide.revised edition，Canada：Camh Education，2017.

130. 照料者常见困惑6——照料患者过程中如何"支持自己"?

当照料者为患者提供护理和支持时，还要考虑采用以下方式来支持自己［1］：

（1）参加支持小组。

（2）让自己了解这种疾病。

（3）认识到自己的压力并学习应对机制。

（4）求助于咨询师。

（5）练习自我护理。

（6）设定界限。

参考文献

［1］Debbie E，Olga V，Ashley S，et al.Schizophrenia：An information guide.revised edition，Canada：Camh Education，2017.